THOMAS KLEIN

Volkskrankheit
Vitamin-B12-Mangel

Über wirkliche Ursachen
und falsche Ursachen

Ein Wegweiser zu Selbsthilfe,
Heilung und Vorsorge

Hygeia-Verlag

Die Deutsche Bibliothek - CIP-Einheitsaufnahme

Klein, Thomas:
Volkskrankheit Vitamin-B_{12}-Mangel
Über wirkliche Ursachen und falsche Theorien
Ein Wegweiser zu Selbsthilfe, Heilung und Vorsorge

Zweite überarbeitete Auflage, Hygeia-Verlag Dresden 2008

Das vorliegende Werk wurde sorgfältig erarbeitet.
Dennoch übernehmen Autor und Verlag für die Richtigkeit von Angaben und Empfehlungen sowie für eventuelle Druckfehler keinerlei Haftung.

2. Auflage Dresden 2008

ISBN: 978-3-939865-04-9

Buchprogramm: www.hygeia.de

Die Natur versteht keinen Spaß,
sie ist immer wahr, immer ernst,
immer strenge, sie hat immer recht,
und die Fehler und Irrtümer
sind immer des Menschen.

GOETHE

Inhalt

Vitamin-B_{12}-Mangel – weitverbreitet, doch selten erkannt

Vitamin-B_{12}-Mangel ist weiter verbreitet als gewöhnlich angenommen. Einige Studien lassen vermuten, daß bis zu 20 Prozent der älteren Menschen und möglicherweise sogar 40 Prozent der Insassen von Alters- und Pflegeheimen betroffen sind.[1] Viele Patienten leiden unter einem Vitamin-B_{12}-Mangel, ohne es zu wissen und ohne daß der behandelnde Arzt Verdacht schöpft. Selbst ein schwerwiegender Mangel wird oftmals übersehen, obwohl Symptome, Beschwerden und Erkrankungen eine deutliche Sprache sprechen. Dabei ist die Bestimmung des Vitamin-B_{12}-Status einfach, schnell und preiswert, so daß selbst Zweifelsfälle ohne weiteres überprüft werden können.

Der übliche Vitamin-B_{12}-Serumtest ist allerdings wenig aussagekräftig und mit einer hohen Fehlerwahrscheinlichkeit behaftet. Viele Patienten haben im Serum einen unauffälligen Vitamin-B_{12}-Status, wenngleich sie schon unter einem unterschwelligen oder starken Mangel leiden. Andere Analysemethoden hingegen sind sicher und verläßlich, werden jedoch nur selten in Auftrag gegeben, obwohl diese seit den 1980er Jahren Stand der Labormedizin sind.

Vitamin-B_{12}-Mangel entwickelt sich über viele Jahre im Verborgenen, bis sich bei einem stärkeren Mangel vielerlei Symptome und Beschwerden entwickeln: Zittern und Zuckungen der Muskeln, Depressionen (Schwermut und Trübsinn), unerklärliche Schmerzen in Armen, Schultern, Beinen, chronische Müdigkeit und Antriebsschwäche, Demenz, Parkinson-Krankheit und multiple Sklerose. Ein anhaltender Vitamin-B_{12}-Mangel kann zu bleibenden Schäden führen, sofern er nicht rechtzeitig erkannt und behoben wird. Glücklicherweise bieten Vitamin-B_{12}-Injektionen wirksame Soforthilfe.

Vitamin-B_{12}-Mangel kann viele Menschen treffen: Vegetarier und Fleischesser gleichermaßen, Kleinstkinder, Jugendliche, Schwangere, Erwachsene in jedem Alter, besonders aber ältere Menschen, wobei Vitamin-B_{12}-Mangel mit zunehmendem Alter häufiger auftritt.

Mögen die nachfolgenden Patientenschicksale eine Vorstellung geben, unter welch vielfältigen Beschwerden sich ein Vitamin-B_{12}-Mangel äußern und verbergen kann.[2]

Eine Frau, 35 Jahre alt, konnte den Urin nicht mehr halten, hatte Probleme beim Gehen und konnte mit ihren Händen nicht mehr richtig zugreifen.

Ein Baby, acht Monate alt, verlor die Fähigkeit, sich selbst aufzurichten und verfiel in Apathie.

Eine zwanzigjährige Frau bekam schwere Depressionen und versuchte Selbstmord.

Ein älterer Mann, aktiv und vital, verfiel in nur drei Monaten von einem scheinbar gesunden Jogger zu einem depressiven, verwirrten Mann. Die Diagnose lautete senile Demenz.

Unfruchtbarkeit bei einer jungen Frau.

Eine Frau, 54 Jahre alt, hatte paranoide Wahnvorstellungen und gewalttätige Wutanfälle, verbunden mit Symptomen, die ihren Arzt fälschlicherweise die Diagnose multiple Sklerose stellen ließ.

Ein achtzigjähriger Mann hatte Probleme mit seinem Gleichgewichtssinn, bis er schließlich stürzte und sich den Oberschenkelhals brach.

Eine Ballett-Tänzerin ließ sich kosmetisch operieren. Danach konnte sie nicht mehr richtig gehen.

Eine Frau mittleren Alters hatte ständig starke Schmerzen im Rücken und in den Beinen. Die Ärzte waren ratlos und konnten keine zutreffende Diagnose stellen; eine Fehldiagnose folgte der anderen.

Ein 78jähriger Rentner litt unter Taubheitsgefühlen in Füßen und Beinen, sein Arzt diagnostizierte eine unheilbare Neuropathie.

All diese Patienten hatten eines gemeinsam: Ihre behandelnden Ärzte erkannten den zugrundeliegenden Vitamin-B_{12}-Mangel nicht. Dabei gehört die Kenntnis der Symptome eines Vitamin-B_{12}-Mangels zum Standardwissen eines Arztes. Ein Verdacht kann bei Anwendung der richtigen Analysemethoden einfach und sicher überprüft werden. Die Mangelerkrankungen werden in den medizinischen Lehrbüchern seit langem beschrieben und sollten jedem Internisten und Allgemeinarzt geläufig sein. Vitamin-B_{12}-Mangel ist auch nicht so selten, daß Fehldiagnosen mit Unkenntnis entschuldigt werden könnten. Gerade bei älteren Menschen ist Vitamin-B_{12}-Mangel recht häufig.[3]

Unwissenheit hinsichtlich des Vitamin B_{12} ist weitverbreitet und Aufklärung dringend geboten. Mediziner, welche die Pathologie des Vitamin-B_{12}-Mangels studiert, darüber geforscht und Veröffentlichungen geschrieben haben, beklagen die fehlende Bereitschaft vieler ihrer Berufskollegen, sich das nötige

Wissen anzueignen.[4] Angesichts der verbreiteten Unwissenheit sollte jeder selbst über Vitamin-B_{12}-Mangelsymptome Bescheid wissen, um notfalls seinen Arzt darauf hinweisen zu können, damit dieser dann die nötigen Analysen veranlaßt. Dieses Wissen ist notwendig, um schwerste Erkrankungen mit bleibenden Schäden aufgrund des weitverbreiteten Vitamin-B_{12}-Mangels zu verhindern. Dieses Wissen kann lebensrettend sein, für uns selbst, für unsere Angehörigen, für Freunde und Bekannte.

Ebenso wichtig ist es, die Ursachen von Vitamin-B_{12}-Mangelerkrankungen zu kennen, damit diese vorbeugend vermieden und Gesundheit, Wohlbefinden und Leistungskraft bis ins hohe Alter erhalten werden.

Auch Krankenkassen und Gesundheitsministerium sollten an Aufklärung interessiert sein, denn die Behandlung von Vitamin-B_{12}-Mangelerkrankungen ist teuer; man denke nur an die immensen Ausgaben für Behandlung und Pflege bei Senilität, Demenz, multipler Sklerose, Parkinson-Krankheit oder psychiatrischer Betreuung. Durch Aufklärung ließe sich viel Geld sparen und großes Leid verhüten.

Ein Irrtum soll aber gleich noch vorweg ausgeräumt werden: Vitamin-B_{12}-Mangel kann Vegetarier und Fleischesser gleichermaßen treffen. Fleischkost schützt keinesfalls vor einem Mangel. Die meisten Vitamin-B_{12}-Mangelpatienten sind Fleischesser, während bei richtiger vegetarischer Ernährung Vitamin-B_{12}-Mangel verhütet werden kann.

Das Vitamin B_{12}

Vitamin B_{12} ist lebensnotwendig, wie die anderen Vitamine auch. Es ist aber ein besonderes Vitamin, das als einziges ein Metallatom enthält, das Spurenelement Kobalt.

Geheimnisvollerweise bleiben viele Vegetarier von einem Mangel lebenslang verschont, obwohl ihre Nahrung allenfalls winzige Vitamin-B_{12}-Mengen enthält, während andere viel Fleisch essen, sich auf diesem Wege genug Vitamin B_{12} zuführen, aber trotzdem in nicht wenigen Fällen früher oder später unter einem Mangel leiden. Auch gibt es Menschen mit einem akzeptablen Vitamin-B_{12}-Serumspiegel, die dennoch an einem Mangel leiden, weil sie über zuwenig verwertbares Vitamin B_{12} verfügen, während andere Menschen zwar wenig Vitamin B_{12} im Blutserum haben, aber trotzdem ausreichend mit verwertbarem Vitamin B_{12} versorgt sind. Das Vitamin B_{12} ist recht geheimnisvoll und verdient eine gründliche Untersuchung.

Die Sammelbezeichnung Vitamin B_{12} steht für eine Gruppe kompliziert aufgebauter chemischer Verbindungen, der sogenannten Cobalamine. Weitere gleichbedeutende Begriffe sind Antiperniziosafaktor, Antianämiefaktor, extrinsischer Faktor, tierischer Eiweißfaktor, LLD-Faktor (Lactobacillus-Lactis-Dorner-Faktor).

Vitamin B_{12} ist das einzige Vitamin mit einem Metallatom. Die chemische Analyse und Reindarstellung des Vitamins gelang erstmals 1948 dem Amerikaner Rickes und seinen Mitarbeitern und unabhängig davon dem Engländer Smith und seinen Mitarbeitern.

Cobalaminverbindungen bestehen aus einem großen porphyrinähnlichen Molekülring mit Kobalt als Zentralatom, einem Nucleotidteil und einem weiteren variablen Liganden. Das beinahe flache Ringsystem besteht aus vier reduzierten Pyrrolringen und wird als Corrinring bezeichnet. (Darstellung der räumlichen Gestalt des Cobalamin-Moleküls und seine Strukturformel auf der gegenüberliegenden Seite.)

Es gibt folgende Verbindungen: Hydroxocobalamin, Aquocobalamin, Methylcobalamin und 5'-Desoxyadenosyl-Cobalamin.[5]

Das künstlich hergestellte, stabile und in vielen Präparaten enthaltene Cyanocobalamin gibt es nicht in der Natur.

Die Cobalamine sind wasserlöslich, lichtempfindlich und bilden rote, rot-orangefarbene oder orangefarbene Kristalle. Das Absorptionsmaximum liegt bei 300 Nanometern.

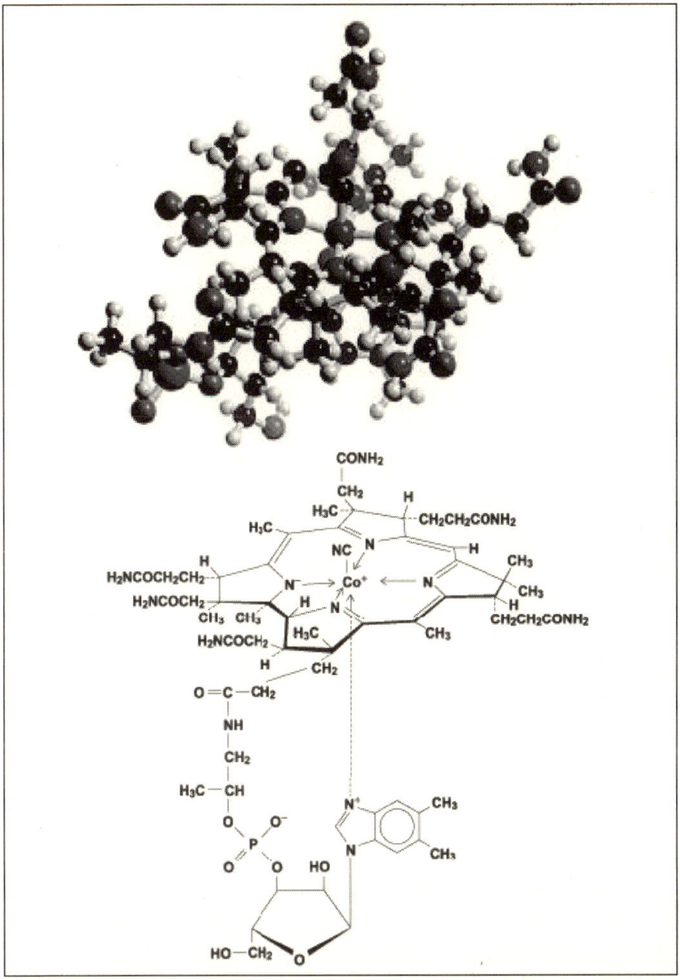

Oben: Die räumliche Gestalt des Cobalamin-Moleküls (Vitamin-B_{12}-Molekül).
Unten: Die Strukturformel des Cobalamin-Moleküls.

Nur Mikroorganismen (Bakterien, Schimmelpilze, Algen und Hefekulturen) können Vitamin B_{12} bilden. Sie benötigen dazu das Spurenelement Kobalt. Pflanzen und Tiere sind zur Bildung von Vitamin B_{12} nicht in der Lage, sie sind lediglich Träger des Vitamins B_{12}.

Pflanzen nehmen das von Bodenbakterien gebildete Vitamin B_{12} über ihre Wurzeln auf, benötigen es aber nicht für ihr Wachstum. Für höhere Tiere ist es jedoch lebensnotwendig.

Tiere erhalten Vitamin B_{12} über ihr Futter und ihre Darmbakterien. Das aufgenommene Vitamin B_{12} wird vor allem in der Leber und den Nieren, in geringerem Maße auch in den übrigen Geweben und Körperflüssigkeiten gespeichert. Pflanzen- und früchtefressende Tiere sind in der Lage, ihren Vitamin-B_{12}-Bedarf vollständig über körpereigene Bakterien zu decken. Das Vitamin B_{12} im Fleisch der Schlachttiere stammt letztlich von den Darmbakterien dieser Tiere.

Nicht nur die Darmbakterien können Vitamin B_{12} bilden, auch die Bakterien in Mund und Rachen sind dazu in der Lage. Möglicherweise können schon sie allein den Bedarf decken.[6] Die Doktoren Trash, beide Vitamin-B_{12}-Forscher in den USA, schätzen, daß die Mundbakterien täglich 0,5 µg Vitamin B_{12} bilden können, also mehr als ein Erwachsener braucht.[7]

Wird die Zufuhr von Vitamin B_{12} und Kobalt verhindert oder die Vitaminaufnahme blockiert, reichen die Reserven beim Menschen in der Regel einige Jahre, bevor sich die ersten Mangelsymptome zeigen.

Zusammenfassung: Die körpereigenen Bakterien im Verdauungstrakt können den Bedarf an Vitamin B_{12} vollständig decken, ohne daß Vitamin B_{12} über die Nahrung zugeführt werden muß. Das gilt für den Menschen wie auch für alle pflanzen- und früchtefressenden Tiere. Allerdings muß die Nahrung genug Kobalt enthalten und auch die Verdauungsorgane müssen gesund sein.

Aufnahme und Stoffwechsel

Vitamin B_{12} liegt in der Nahrung sowohl in freier als auch in gebundener Form vor. Freies Vitamin B_{12} wird bereits im Speichel von Glycoproteinen (Haptocorrine, R-Proteine) gebunden. Das gebundene Vitamin B_{12} wird im Magen durch Pepsin freigesetzt. Bedingt durch den niedrigen pH-Wert wird ein größerer Teil des Cobalamins an Haptocorrin gebunden, ein kleinerer Teil an eine von den Belegzellen der Magenschleimhaut abgegebene organische Substanz, den sogenannten intrinsischen Faktor (IF).

Im Dünndarm spaltet Pankreas-Trypsin die Haptocorrin-Cobalamin-Verbindung, und das so freigesetzte Cobalamin lagert sich an den IF an. Die Aufnahme von Vitamin B_{12} erfolgt im unteren Ende des Dünndarms, im Krummdarm (Ileum).

Bei großen Mengen Vitamin B_{12} (Megadosen) ist keine Bindung an den IF nötig, die Aufnahme geschieht dann durch passive Diffusion, allerdings nur in kleinsten Mengen.

In der Darmschleimhaut wird Vitamin B_{12} an das Transportprotein Transcobalamin II gebunden, welches schließlich das Vitamin über das Blut zu allen Körperzellen und der Leber, dem Hauptspeicherorgan, transportiert.

Die Aufnahme des Vitamins B_{12} ist äußerst komplex und empfindlich gegenüber Störungen. Eine einzige Störung kann die Kette von ineinandergreifenden biochemischen Prozessen zerreißen, so daß die Vitamin-B_{12}-Aufnahme blockiert wird.

Mit Hilfe des IF gelangen maximal 1,5 µg Cobalamin täglich ins Blut. Das Aufnahmevermögen der Darmschleimhaut ist begrenzt. Bei einer Vitamin-B_{12}-Aufnahme von 0,1 bis 0,5 µg pro Mahlzeit sollen etwa 75 Prozent ins Blut gelangen, bei einer Aufnahme von 0,5 bis 1,0 µg ca. 60 Prozent, bei 1 bis 2 µg nur noch die Hälfte, bei 2 bis 10 µg ein Drittel und bei einer Aufnahme von über 10 µg gar nur 5 Prozent des zugeführten Vitamins.[8] Es bringt also wenig Gewinn, hin und wieder Leber wegen ihres hohen Vitamin-B_{12}-Gehaltes zu essen, denn nur wenig wird davon aufgenommen.

Die tatsächliche Aufnahme kann gemäß dem Zustand der Magen- und Darmschleimhäute erheblich variieren. Eine geringe Zufuhr von Vitamin B_{12} veranlaßt den Körper, sparsam mit diesem Vitamin umzugehen und nur wenig über die Nieren auszuscheiden. Entscheidend ist die Gesundheit der Magen- und Darmschleimhäute, um das beständig von den Darmbakterien gebildete Vitamin B_{12} aufnehmen zu können.

Vitamin B_{12} wird nicht nur im Krummdarm, sondern auch im Dickdarm aufgenommen, was lange Zeit bezweifelt wurde, so daß auch die Bakterienflora im Dickdarm einen Beitrag zur Vitamin-B_{12}-Versorgung leisten kann.[9]

Vitamin B_{12}, im Blut an Transcobalamin (ein Transportprotein) gebunden, wandert zum großen Teil in die Leber, dem Hauptspeicherorgan, von dort aus werden das Knochenmark und die übrigen Gewebe mit Vitamin B_{12} versorgt. Von der Leber gelangt Vitamin B_{12} auch über die Galle in den Darm und kann zum Teil erneut über den Dickdarm aufgenommen werden.[10]

Die Leber hat normalerweise 1 bis 3 mg Vitamin B_{12}

gespeichert, also weitaus mehr als das tausendfache des Tagesbedarfs.[11] Deshalb dauert es glücklicherweise so lange, bis die Reserven aufgebraucht sind und sich erst allmählich Mangelerscheinungen ergeben.

In der Leber erfolgt die Umwandlung in die biologisch aktiven Formen Methylcobalamin (mittels 5-Methyl-THF-Homocystein-Methyltransferase) und 5′-Desoxy-adenosylcobalamin (in den Mitochondrien katalysiert von Vitamin-B_{12}-Coenzym-Synthase). Cobalamin wird über den Urin in aktiver Form ausgeschieden, meist in geringen Mengen von weniger als 0,25 µg täglich.

Die Ausschüttung des intrinsischen Faktors (IF), eine unerläßliche Voraussetzung für eine ausreichende Vitamin-B_{12}-Versorgung, wird durch fettreiche Ernährung beeinträchtigt – egal ob die Fette pflanzlicher oder tierischer Herkunft sind.[12]

Eine fettreiche Ernährung enthält zudem nur einen geringeren Anteil an Kohlenhydraten, welche den Bakterien einer gesunden Darmflora als Nahrung dienen. Kohlenhydratmangel läßt die Bakterienkolonien schwinden und auch ihre Vitamin-B_{12}-Herstellung zurückgehen. Außerdem hemmt viel Fett in der Nahrung die Vitamin-B_{12}-Aufnahme im Darm. Dadurch kann eine dauerhaft fettreiche Ernährung zu einem Vitamin-B_{12}-Mangel beitragen, unabhängig davon, ob die Nahrung viel oder wenig Vitamin B_{12} enthält.

Zahlreiche Vegetarier decken einen großen Teil ihres Kalorienbedarfs über Fett. Rohkost-Vegetarier, die von der Low-Carb-Manie (möglichst wenig Kohlenhydrate) beeinflußt sind, nehmen oftmals über 60 Prozent ihrer Kalorien als Fett auf, mitunter sogar bis zu 80 Prozent: Avocados, Nüsse und Ölsamen, kaltgepreßtes Pflanzenöl. Sie ahnen nicht, wie sehr sie sich damit schaden können – nicht nur hinsichtlich einer beeinträchtigten Vitamin-B_{12}-Aufnahme.

Bei der üblichen Mischkost mit viel Fleisch, Fisch, Käse, Eiern, Sahne, Butter, Margarine, Schmalz, mit fritierten und gebratenen Speisen enthält die Nahrung im Durchschnitt 30 bis 40 Prozent Fett, immer noch viel zu viel, aber weniger als jene 60 bis 80 Prozent mancher Vegetarier. Ideal wäre eine Fettzufuhr von höchstens 10 bis 15 Prozent der aufgenommen Kalorien.

Fettarme pflanzliche Ernährung verspricht eine gute Vitamin-B_{12}-Versorgung und trägt maßgeblich zur Verhütung von Herz- und Kreislauferkrankungen bei, zur Vermeidung von Fettsucht, Übergewicht, Krebs, Diabetes und zahlreichen weiteren Erkrankungen.[13]

Der Vitamin-B_{12}-Gehalt in der Nahrung

Die Angaben über den Vitamin-B_{12}-Gehalt verschiedener Nahrungsmittel variieren erheblich.

Auch pflanzliche Nahrungsmittel können Vitamin B_{12} enthalten. – Wieviel, das hängt vom Bakterienreichtum, also vom Humusgehalt des Bodens ab.[17] Die Pflanzen selbst benötigen zwar kein Vitamin B_{12}, aber sie nehmen es über ihre Wurzeln auf.

Je höher der Gehalt an organischer Bodensubstanz, desto mehr Vitamin B_{12} wird von den Bodenbakterien gebildet, vorausgesetzt, der Boden enthält genug Kobalt. In beinahe toten Ackerböden, die nur noch wenig des ursprünglichen Humusgehaltes besitzen, wird somit kaum noch Vitamin B_{12} gebildet, so daß die darauf angebauten Nahrungspflanzen praktisch kein Vitamin B_{12} mehr enthalten.

	[µg/100g]		[µg/100g]
Grüne Bohnen	0 – 0,2	Vollkornweizenbrot	0,2 – 0,4
Erbsen	0 – 1,0	Hafer	0,3
Karotten	0 – 0,1	Sojabohnenmehl	0,2
Rüben	0 – 0,1	Bierhefe	20,0
Meeresalgen	3 – 20	Spirulina (getrocknet)	51
Leber (roh)	25 – 80	Fleisch (gegart)	1
Niere (roh)	14 – 65	Fleisch (roh)	2 – 5
Kabeljau	0,5 – 0,8	Käse	0,9 – 2,5
Hering	8,5 – 10,8	Quark	0,8
Forelle	4,9	Milch	0,4 – 0,8
		Eier	0,8 – 3,1

Der Vitamin-B_{12}-Gehalt ausgewählter Nahrungsmittel (in µg pro 100 g). [14]

Algen enthalten viel Vitamin-B_{12}-ähnliche Substanzen, welche die Rezeptoren besetzen und die Aufnahme des eigentlichen Vitamin B_{12} blockieren. Deshalb tragen Meeres- und Süßwasseralgen nichts zur Vitamin-B_{12}-Versorgung bei und können langfristig bei täglichem Verzehr durchaus einen Mangel hervorrufen. Auch fermentierte Nahrungsmittel wie Sauerkraut und saure Gurken können Vitamin B_{12} enthalten. Die Milchsäurebakterien erledigen die Arbeit der Vitamin-B_{12}-Herstellung. Ein Zehntel der Gesamtaufnahme von Vitamin B_{12} soll in Deutschland über Bier erfolgen. [15]

Untersuchungen an Vegetariern in Südindien ergaben, daß sie täglich 0,3 bis 0,5 µg Vitamin B_{12} mit ihrer Nahrung aufgenommen haben, gesund waren und keinerlei Vitamin-B_{12}-Mangelsymptome zeigten. [16]

Ursache für den schleichenden Verlust an organischer Bodensubstanz in der Hochertragslandwirtschaft ist die Stickstoffdüngung, die Vergiftung des Bodens mit Pestiziden und Herbiziden, die Bodenverdichtung, die Austrocknung des nackten Bodens in der Sommerhitze, die Verschlammung bei starken Regenfällen. Der Boden kann jedoch mittels organischen Landbaus, mit natürlichem Pflanzenbewuchs, mit Kompostwirtschaft und Bodenbedeckung wieder regeneriert werden.

Um die Vitamin-B_{12}-Versorgung bei pflanzlicher und tierischer Ernährung sicherzustellen, müssen die Böden gesund und mineralreich sein und genug vom Spurenelement Kobalt enthalten, damit die Bodenbakterien wie auch die Darmbakterien ausreichende Mengen an Vitamin B_{12} bilden können.

Eine weitere Quelle für Vitamin B_{12} sind die Bakterien auf der Oberfläche der Pflanzen, besonders an ihren Wurzeln. Aber beim Waschen, Bürsten und Schälen werden jene kleinen Erdreste entfernt, in denen es von Bakterien nur so wimmelt und wo deswegen ausreichende Mengen an Vitamin B_{12} enthalten sind. Möglicherweise nehmen nur jene Vegetarier kein Vitamin B_{12} mit der Nahrung auf, die sich ausschließlich von Fabriknahrungsmitteln und penibel gesäubertem Obst und Gemüse ernähren, wobei es nicht unbedingt zu einem Vitamin-B_{12}-Mangel kommen muß, denn auch ohne Vitamin-B_{12}-Zufuhr über die Nahrung können Mund- und Darmbakterien durchaus die benötigten Mengen an Vitamin B_{12} bereitstellen.

Es heißt, Spirulina, Chlorella und blaugrüne Algen (algenähnliche Einzeller aus dem Süßwasser) sowie Meeresalgen (Nori, Wakame, Dulse, Kombu usw.) enthielten genug Vitamin B_{12}, um den Bedarf zu decken. Sicher enthalten diese

Algen winzige Mengen an nutzbarem Vitamin B_{12}, aber auch ähnliche chemische Verbindungen (Pseudo-Vitamin-B_{12}), welche nicht die Funktionen des Vitamins B_{12} erfüllen, aber die Rezeptoren und Transportmedien besetzen und so die Aufnahme des biologisch aktiven Vitamin B_{12} beeinträchtigen.[18] Die regelmäßige Einnahme derartiger Algen kann möglicherweise einen Vitamin-B_{12}-Mangel begünstigen oder hervorrufen. Auch Multivitamintabletten können Pseudo-Vitamin-B_{12} enthalten.[19]

Der niedrige Gehalt an Vitamin B_{12} in pflanzlicher Nahrung ist möglicherweise auch auf unzuverlässige Analysemethoden zurückzuführen. Vitamin B_{12} gilt bei Erhitzung nur in saurer Lösung als stabil, also nur bei einem pH-Wert unter 7. Das ist bei Fleisch, Fisch, Eiern, Käse, Quark und Getreide der Fall, nicht aber bei Früchten, Gemüse, grünen Blättern oder Kartoffeln, bei denen basenbildende Mineralien überwiegen.[20]

Verluste beim Zubereiten

Vitamin B_{12} ist lichtempfindlich. Ein bis zwei Drittel können beim Grillen, Braten, Rösten oder Schmoren zerstört werden. Also verspricht gebratenes Rindssteak oder Schweineschnitzel nur eine mäßige Vitamin-B_{12}-Versorgung, zumal der hohe Fettgehalt die Aufnahme beeinträchtigt. Beim Kochen fallen die Verluste geringer aus.[21]

Bei ungestörter Aufnahme liegt der tägliche Bedarf für Erwachsene bei weniger als 1 µg. Die Deutsche Gesellschaft für Ernährung (DGE) empfiehlt 3 µg, wovon allerdings nur ein kleiner Teil ins Blut gelangt. Der Mensch kann über den Tag verteilt höchstens 1,5 µg aufnehmen.[22]

Bei häufigen, kleineren Mahlzeiten wird mehr Vitamin B_{12} aufgenommen[23], weshalb es besser ist, sich auf die ständige Vitamin-B_{12}-Produktion der Darmbakterien zu verlassen, als sich das Vitamin einmal täglich über eine Fleischmahlzeit zuführen zu wollen.

Säuglinge und Kinder können Vitamin B_{12} oft besser ausnutzen als Erwachsene, weil die Schleimhäute von Magen und Darm noch gesund sind.

Der amerikanische Wissenschaftler Victor Herbert hält 0,1 µg Vitamin B_{12} täglich bei gesunden Verdauungsorganen für ausreichend. Zu dem gleichen Ergebnis kamen Ernährungsforscher an der Loma-Linda-Universität.[24] Auch der Vitamin-B_{12}-Forscher Louis Sullivan von der Harvard Medical School zeigte, daß bereits 0,1 µg Vitamin B_{12} täglich genügen.[25]

Eine fettreiche und eiweißreiche Kost (Fleisch, Fisch, Wurst, Eier, Käse, Quark, Butter, Sahne) verschlechtert die Aufnahme von Vitamin B_{12} und erhöht den Bedarf. Bei Versuchstieren konnte mit einem hohen Fettgehalt im Futter der Vitamin-B_{12}-Spiegel im Blut, der Gehalt in Leber und Nieren verringert und langfristig ein Mangel hervorgerufen werden. Ein Futter, bestehend aus denaturierten Nahrungsmitteln, erhöhte bei Pavianen den Vitamin-B_{12}-Bedarf um das Doppelte. [26]

Die Aufgaben des Vitamins B_{12}

Vitamin B_{12} ist lebensnotwendig und wird von allen Zellen und Geweben unseres Körpers in winzigen Spuren benötigt, wobei einige Gewebe einen größeren Bedarf haben, wie die Magen- und Darmschleimhäute, die Mundschleimhaut, das Nervengewebe und das Knochenmark.

Mangelt es an Vitamin B_{12}, wird die Blutbildung im Knochenmark gestört und es werden nicht mehr genügend rote Blutkörperchen gebildet: es entsteht Anämie. Doch bei guter Vorsorgung mit Folsäure (vor allem in Gemüse, Grünblattsalaten und Früchten enthalten) kann Anämie selbst bei einem Vitamin-B_{12}-Mangel vermieden werden.

Folsäure vermag jedoch nicht Vitamin B_{12} hinsichtlich anderer Aufgaben zu ersetzen. So ist Vitamin B_{12} unersetzbar beim Schutz des Myelins, eines wesentlichen Bestandteils der Markscheide, welche die Nervenfasern (Axone) umhüllt. Das Myelin wiederum, bestehend vor allem aus Phospholipiden, Cholesterin und Neurokeratin, schützt die Nervenfasern, welche die Nervenzellen verbinden. Zerfällt das Myelin aufgrund eines Vitamin-B_{12}-Mangels, werden die Nervenfasern freigelegt und diese können schließlich geschädigt und zerstört werden. Das ganze Nervensystem einschließlich des Gehirns ist bei einem anhaltenden Vitamin-B_{12}-Mangel durch eine schleichende Schädigung der Nervenfasern gefährdet. In der Folge können sich zahlreiche neurologische Beschwerden und Erkrankungen einstellen, die im folgenden Kapitel ausführlich behandelt werden. Dazu zählen Senilität, Demenz und Krankheitserscheinungen, die denen der Parkinson-Krankheit und multiplen Sklerose ähneln.

Die beiden biologisch aktiven Formen des Vitamins B_{12} – Methylcobalamin und 5'-Desoxyadenosylcobalamin – sind als Coenzyme an den cobalaminabhängigen Stoffwechselreaktionen des Menschen beteiligt:

1. Die Umwandlung von Homocystein in Methionin, katalysiert durch die Homocystein-Methyl-Transferase mit enzymgebundenem Methylcobalamin als Cofaktor und 5-Methyl-THF als Methylgruppendonator (Methyl-Tetrahydrofolat-Trap).

2. Die Umwandlung von Methylmalonyl-CoA in Succinyl-CoA im Zuge des Propionsäureabbaus. Diese Reaktion wird beschleunigt durch Methylmalonyl-CoA-Mutase mit 5'-Desoxyadenosylcobalamin.

3. Die Umwandlung von α-Leucin in 3-Aminocapronsäure (β-Leucin), katalysiert von Leucin-Mutase mit 5'-Desoxyadenosylcobalamin.

4. Die Umwandlung von Folsäure in ihre aktive Form (Tetrahydrofolsäure).

Vitamin-B_{12}-Mangel

Beschwerden und Erkrankungen

Vitamin-B_{12}-Mangel kann sich auf vielfältige Weise bemerkbar machen, zu unterschiedlichen Beschwerden und Krankheiten führen, die auf den folgenden Seiten aufgelistet werden. Natürlich können auch andere Ursachen vorliegen. Auf jeden Fall empfiehlt sich bei diesen Krankheitserscheinungen die Überprüfung des Vitamin- B_{12}-Status mittels verläßlicher Analysemethoden. Besteht Verdacht auf einen Mangel, ist der Sache unverzüglich auf den Grund zu gehen.

Es kann verhängnisvoll sein, einen Vitamin-B_{12}-Mangel zu übersehen und an den Symptomen herumzudoktern. Denn eine Fehldiagnose zieht oftmals Fehlbehandlungen nach sich und eine Arzneimittelvergiftung kann zu bleibenden Schäden führen. Außerdem wird wertvolle Zeit verloren: Ein Mangel an Vitamin B_{12} kann Nervenschäden zur Folge haben, bis hin zu schwerer körperlicher und geistiger Behinderung. Deshalb gehört es zum notwendigen Wissen eines Arztes und Heilpraktikers, die Vitamin-B_{12}-Mangelerkrankungen zu kennen, um im Verdachtsfall sofort die notwendigen Untersuchungen zu veranlassen.

1. Allgemeine Symptome

- körperliche Schwäche, Muskelschwäche
- dauernde Müdigkeit
- Antriebsschwäche, Apathie und Lustlosigkeit
- Atemnot bei körperlicher Belastung
- blasse Haut infolge der Anämie
- Hyperaktivität, Ruhelosigkeit
- Schlaflosigkeit, Schlafstörungen über längere Zeit
- Infektanfälligkeit, Immunschwäche
- bei Kindern langsame geistige und körperliche Entwicklung, möglicherweise auch Autismus
- Unfruchtbarkeit
- Pigmentierungsstörungen der Haut
- frühzeitiges Ergrauen der Haare
- beschleunigte Alterung
- allgemeiner gesundheitlicher Verfall, ähnlich wie bei Alkoholikern und Drogensüchtigen

2. Geistige Störungen und Erkrankungen

- Persönlichkeitsveränderung
- Reizbarkeit, Erregbarkeit
- Verlust der Selbstkontrolle
- Gewalttätigkeit
- krankhaftes Mißtrauen
- zunehmende Vergeßlichkeit, Gedächtnisverlust
- unklares, konfuses und wirres Denken, Fahrigkeit
- Nachlassen der geistigen Fähigkeiten, Demenz, Senilität
- Benommenheit, Schwindelanfälle
- Depressionen, Manie
- Wahnvorstellungen, Schizophrenie
- Halluzinationen, Sinnestäuschungen wie Ohrgeräusche (Klingeln, Summen, Rauschen, Tinnitus) und Sehstörungen

3. Neurologische Störungen durch Schädigung der Nerven

- Taubheitsgefühle,
- Mißempfindungen in Armen, Beinen, Schultern, Nacken, Rücken und anderen Körperteilen (Kribbeln, Prickeln, Krabbeln, Ameisenlaufen, Stechen, Schmerzen)
- Verlust des Gefühls in Füßen und Beinen
- Lähmung, bis hin zur Querschnittslähmung
- unerklärliche und dauerhafte Schmerzen
- Trigeminus-Neuralgie
- Störung des Gleichgewichtsempfindens
- Ungeschicklichkeit, Unbeholfenheit, Unvermögen kontrollierter Bewegung
- schleppender und unbeholfener Gang, häufiges Stolpern
- spastische Bewegungsstörungen
- Symptome, die an Parkinson-Krankheit und multiple Sklerose erinnern
- Nervenschäden am Sehnerv und an der Netzhaut des Auges, Beeinträchtigung des Sehvermögens bis hin zur Blindheit
- Störung des Gehör-, Geschmacks- oder Geruchssinnes
- Zittern, Zuckungen
- Inkontinenz: Unvermögen, Urin und Stuhl zu halten

4. Veränderung des Blutbildes

- Anämie: verringerte Anzahl roter Blutkörperchen und/oder verminderter Hämoglobingehalt der roten Blutkörperchen (auch Blutarmut genannt)
- Makrozytose: große, aber unreife rote Blutkörperchen

5. Herz und Kreislauf

- niedriger Blutdruck
- erhöhte Thrombose- und Emboliegefahr
- möglicherweise Begünstigung der Arteriosklerose

Mögliche Beschwerden und Erkrankungen bei Vitamin-B_{12}-Mangel.[27] *Es können aber auch andere Ursachen vorliegen.*

Beschleunigte Alterung

Schwerwiegender Vitamin-B_{12}-Mangel geht mit einer beschleunigten Alterung einher. Das Nervengewebe wird geschädigt, was zu einem Nachlassen der geistigen und körperlichen Fähigkeiten führen kann, zu Gedächtnisverlust, Depression, Unbeholfenheit, Ungeschicklichkeit, Störung der Bewegungsmotorik beim Gehen. Schließlich kann es sogar zu Senilität und Demenz kommen.

Deshalb ist bei den genannten Symptomen der Vitamin-B_{12}-Status unverzüglich zu ermitteln. Doch das wird oftmals versäumt. In einem großen amerikanischen Krankenhaus, wo in einem Jahr für 316 000 Patienten labormedizinische Untersuchungen vorgenommen wurden, wurde in nur 29 Fällen ein Vitamin-B_{12}-Mangel vermutet und der Vitamin-B_{12}-Status überprüft, allerdings niemals der aussagekräftige Urin-MMA-Test. Es wurde also nur in einem von 10 900 Fällen (0,01 Prozent) ein Vitamin-B_{12}-Mangel vermutet. – Viel zu wenig angesichts der weiten Verbreitung des Vitamin-B_{12}-Mangels.[28]

Demenz

Anhaltend starker Vitamin-B_{12}-Mangel kann geistigen Verfall begünstigen und zu Demenz führen. Spätestens wenn die Geisteskräfte nachlassen und das Gedächtnis zunehmend seinen Dienst versagt, sollte der Vitamin-B_{12}-Status überprüft werden, um herauszufinden, ob es an einem Vitamin-B_{12}-Mangel liegen könnte. Viele Demenzkranke leiden unter einem nicht diagnostizierten Vitamin-B_{12}-Mangel.[29]

Selbst wenn schon deutliche Demenzerscheinungen bestehen, besteht noch Hoffnung. In einer Untersuchung konnte gezeigt werden, daß bei 24 Demenzkranken mit Vitamin-B_{12}-Mangel eine deutliche Besserung durch Vitamin-B_{12}-Injektionen in allen Fällen erzielt werden konnte.[30] Wichtig ist es, daß der Mangel möglichst früh erkannt und behoben wird, bevor es zu bleibenden Schäden kommt.

Hierzu einige Patientenschicksale. Ein älterer Mann, zeitlebens gesund und leistungsfähig, verfiel innerhalb nur eines Monats von einem gesunden Läufer zu einem verwirrten Mann. Die behandelnden Ärzte diagnostizierten senile Demenz. Der Patient vermochte nicht mehr die Entleerung von Blase und Darm zu kontrollieren, der Speichel floß ihm aus den Mundwinkeln, seine Augen waren trübe und leer. Schließlich konnte er nur noch mit fremder Hilfe gehen. Glücklicherweise wurde der Patient einer anderen Ärztin vorgestellt, die aufgrund der Symptome Verdacht schöpfte und sofort eine Überprüfung des Vitamin-B_{12}-Status veranlaßte. Die Werte waren äußerst niedrig. Schon am Morgen nach der ersten Vitamin-B_{12}-Injektion konnte er sich wieder allein aufrichten. Nach zwei Tagen hatte er die Entleerung seiner Blase und seines Darmes wieder unter Kontrolle, nach einer Woche konnte er Karten spielen und zusammenhängend sprechen. Allerdings erlangte er nicht mehr seine volle geistige Kapazität zurück, vor allem seine Aufmerksamkeit war beeinträchtigt. Aber immerhin konnte er sein restliches Leben allein verbringen, ohne auf fremde Hilfe angewiesen zu sein oder gar als seniler Demenzpatient gepflegt werden zu müssen.[31]

In einem anderen Fall wurde bei einem Patienten die Diagnose „präsenile Demenz“ gestellt. Es dauerte beinahe ein Jahr, als endlich die Ursache gefunden und der Vitamin-B_{12}-Mangel behoben wurde. Es erfolgte die völlige Wiederherstellung der Gesundheit.[32]

Bei einer 21jährigen Frau mußte Geistesstörung und Demenz festgestellt werden. Die Ursache: Mangel an Folsäure und Vitamin B_{12}. Mit Behebung des Mangels verschwanden die Symptome rasch.[33]

Deshalb sollten nicht nur ältere, sondern auch jüngere Demenzpatienten unbedingt auf ihren Vitamin-B_{12}-Status untersucht werden.

Geistige Störungen

Vitamin-B_{12}-Mangel kann Nervenkrankheiten und geistige Störungen hervorrufen wie Depression, Wahnvorstellungen, Manie oder Schizophrenie.

Eine Untersuchung an behinderten älteren Frauen ergab, daß diejenigen mit einem Vitamin-B_{12}-Mangel doppelt so häufig unter Depressionen litten.[34] Holländische Wissenschaftler untersuchten beinahe viertausend ältere Menschen hinsichtlich Depression und Vitamin-B_{12}-Status und fanden ein gehäuftes Auftreten von Depressionen bei Vitamin-B_{12}-Mangel.[35]

Hierzu folgende Patientenschicksale:

Ein Mann, fünfzig Jahre alt, konnte auf ein glückliches und gesundes Leben zurückblicken. Plötzlich veränderte sich sein Zustand dramatisch: Er wurde hyperaktiv und konnte nachts nur noch wenige Stunden schlafen. Er begann größenwahnsinnigen Vorstellungen nachzuhängen, welche typisch für eine Manie sind. Vier Jahre später litt er unter Ängstlichkeit und Traurigkeit, verweigerte das Essen und war ständig müde und erschöpft. Schließlich konsultierte er einen neuen Arzt, der einen Vitamin-B_{12}-Test durchführen ließ. Das Ergebnis war „unauffällig". Die folgenden Blutuntersuchungen ergaben jedoch den Befund einer perniziösen Anämie. (Anämie wird auch als „Blutarmut" bezeichnet und geht einher mit einer verringerten Anzahl roter Blutkörperchen und/oder einem verminderten Hämoglobingehalt der roten Blutkörperchen. Perniziöse Anämie heißt schwere Anämie; perniziös bedeutet gefährlich, vernichtend, schwer, bösartig.) Aufgrund der Anämie wurden Vitamin-B_{12}-Injektionen verabreicht und binnen weniger Tage verbesserte sich der Zustand des Patienten deutlich. Nach nur einer Woche war er von seinen Krankheitssymptomen befreit mit Ausnahme des Größenwahns, der aber mit Vitamin-B_{12}-Injektionen im Laufe des folgenden halben Jahres vollständig verschwand.[36]

Zwei junge Beduinenfrauen, die über Halluzinationen klagten, wurden in ein israelisches Hospital gebracht. Die eine, 18 Jahre alt, fürchtete sich vor einem großen Monster, das sie erwürgen wolle. Die andere, 23 Jahre alt, hörte Stimmen und litt tags wie nachts unter Halluzinationen: Sie sähe menschliche Figuren, die ihr ans Leben wollten. Beide waren depressiv, verängstigt und litten unter Schlafmangel. Sie wurden mit Psychopharmaka „ruhiggestellt", aber vergeblich – was kein Wunder ist, wenn die Ursache bestehen bleibt. Schließlich wurde bei ihnen der Vitamin-B_{12}-Status ermittelt. Der Serumspiegel war äußerst niedrig, obwohl keinerlei Anomalie des Blutbildes und keine Anämie festzustellen war. Aufgrund der verabreichten Vitamin-B_{12}-Injektionen gesundeten sie innerhalb von acht Wochen.[37]

Vielen Menschen mit geistigen Störungen und Nervenkrankheiten könnte geholfen werden, wenn nach den Ursachen ihrer Leiden geforscht und diese behoben würden. Statt dessen werden teure Psychopharmaka verabreicht, die entsprechend ihrer Giftigkeit nur schaden können.

„Die Wiederherstellung der Gesundheit erfolgt nach den gleichen Prinzipien wie die Erhaltung der Gesundheit.“ (HERBERT SHELTON). Gesundheit kann nur durch eine gesunde Lebensweise und durch Beseitigung der Krankheitsursache erlangt werden; und Gifte können niemals Gesundheit schenken.

Der amerikanische Arzt und Psychiatriekritiker THOMAS SZASZ, der fast im Alleingang die Praxis der Zwangseinweisung in den USA erfolgreich bekämpft hat, schrieb treffend: „Der Aufenthalt in einer staatlichen Irrenanstalt würde jeden verrückt machen.“ [38] Wie soll aber ein Irrer normal werden, wo selbst geistig gesunde Menschen verrückt werden? Schon allein aus diesem Grunde ist das Psychiatriekonzept verfehlt. Außerdem ist die Zwangseinweisung ein Verbrechen der Freiheitsberaubung und bei Zwangsmedikation ein Verbrechen der Körperverletzung.

> „Die Idee, Menschen dadurch zu ‚helfen‘, daß man sie einsperrt und schreckliche Dinge mit ihnen tut, ist genauso eine religiöse Verirrung wie diese, daß man Hexen (vor dem Teufel) dadurch zu ‚retten‘ versucht, indem man sie foltert und verbrennt. Soweit es die Gefahr für sich selber betrifft, glaube ich wie John Stuart Mill, daß Körper und Seele Eigentum jedes Menschen und nicht des Staates sind. Weiterhin hat jeder Mensch das Recht,

> mit seinem Körper zu machen, was er wünscht, solange er nicht einen anderen Menschen oder dessen Rechte verletzt ... Die ‚Gefährlichkeit für andere' betreffend würden die meisten Psychiater, die mit eingesperrten Patienten arbeiten, zugestehen, daß dies reine Phantasie ist ... Es wurden tatsächlich statistische Studien durchgeführt, wonach Patienten mit Geisteskrankheiten seltener Gesetze brechen und straffällig werden als die normale Bevölkerung." [39]

Der amerikanische Rechtsanwalt Bruce Ennids ergänzt:

> „Wir wissen, daß 85 Prozent der ehemals Verurteilten in Zukunft weitere Verbrechen begehen werden und daß Ghettobewohner und männliche Teenager viel mehr Straftaten begehen als im Bevölkerungsdurchschnitt. Wir wissen außerdem aus neueren Studien, daß Patienten mit Geisteskrankheiten statistisch weniger gefährlich sind als die Durchschnittsbürger. Wenn es uns also wirklich um die Gefahr geht, warum sperren wir dann nicht zuerst alle früher Verurteilten, dann alle Ghettobewohner und schließlich alle männlichen Jugendlichen ein? ... Die Frage, die Szasz gestellt hat, ist: Welches Recht hat die Gesellschaft, jemanden einzusperren, der kein Gesetz gebrochen hat?" [40]

Niemand hat dieses Recht! Kein Politiker, kein Psychiater, und auch kein Richter am Vormundschaftsgericht. Trotzdem wird die Zwangseinweisung in Zehntausenden von Fällen angeordnet.

Wer profitiert davon? Die Hersteller der Psychopharmaka machen ihre Profite, die Existenzgrundlage des psychiatrisch-industriellen Komplexes bleibt erhalten und nicht selten gelangt ein Teil des Vermögens der Entmündigten allmählich in den Besitz des Vormunds, auch wenn versucht wird, mittels Nachweispflicht das Vermögen der Zwangseingewiesenen zu schützen.

Sicherlich sind die Verhältnisse in Deutschland nicht so schlimm wie früher in den USA und auch in den USA hat sich aufgrund des Kampfes von THOMAS SZASZ vieles gebessert. Aber die Zwangseinweisung ist als Freiheitsberaubung grundsätzlich abzulehnen. Thomas Szasz warnt deshalb völlig zu Recht: Mit der Zwangseinweisung „öffnet sich die Tür für die unbegrenzte Tyrannei." Jeder ist in seinen Freiheitsrechten gefährdet. Es droht die Gefahr, daß die Machthaber die Zwangseinweisung nutzen, um ihre Opponenten mundtot zu machen und auszuschalten.

Die Zwangseinweisung ist nur deshalb möglich, weil sie vom Staat und über die gesetzlichen Krankenkassen finanziert wird, also von Steuerzahlern und Zwangsversicherten gegen deren Willen. Gäbe es Versicherungsfreiheit und würden sich nicht Politiker und Bürokraten in das Privatleben der Bürger einmischen, gäbe es das Problem der Zwangseinweisung nicht, weil sich niemand fände, der diese Freiheitsberaubung und Körperverletzung bezahlen wollte.

Ärztliche Hilfe bei geistigen Störungen und Nervenkrankheiten muß sich stets auf die Freiwilligkeit des Patienten gründen. Der Kranke muß mit der Behandlung einverstanden sein, auch wenn er geistig nicht mehr voll zurechnungsfähig sein mag. Ansonsten drohen Entrechtung und Willkür allen, nicht nur den Kranken, sondern auch den Gesunden.

Es wäre ein Gewinn, wenn die Versorgung mit Vitamin B_{12} und all den anderen notwendigen Vitaminen und Mineralstoffen im Rahmen einer natürlichen Ernährung sichergestellt werden würde, so daß die psychiatrische Behandlung überflüssig wird!

Oder man bedenke, wie wichtig das unter Sonnenstrahlung gebildete Vitamin D für die Zellgesundheit und damit auch für die Gesundheit der Nervenzellen im Gehirn ist, wie Trübsinn und Schwermut geradezu verfliegen, wenn die Patienten in die Sonne und ins helle Tageslicht gehen. (Siehe dazu ausführlich *Sonnenlicht – das größte Gesundheitsgeheimnis* von Thomas Klein.)

Das Gehirn ist aber auch vor Giften und schädigenden Einflüssen jeder Art zu bewahren.

So kann Funkstrahlung vom Mobilfunktelefon oder mobilen Haustelefon, von Mobilfunkantennen oder WLAN-Antennen (bei der kabellosen Vernetzung von Rechnern) die schützende Blut-Hirn-Schranke zunehmend beschädigen, wodurch sich später geistige Störungen und Hirnschäden bis hin zu Demenz ergeben können.[41]

Neurologische Beschwerden, multiple Sklerose und Parkinson-Krankheit

Vitamin-B_{12}-Mangel kann zu Nervenschäden führen und zu Beschwerden wie Zittern, Taubheitsgefühle in Armen und Beinen, kribbelnde und prickelnde Fehlempfindungen, Lähmungen, Schmerzen, dauernde Müdigkeit und Antriebsschwäche, geistige Verwirrung, Schwindelgefühle, Depressionen, Psychosen, Beeinträchtigung des Sehvermögens bis hin zur Blindheit. Nicht selten wird der zugrundeliegende Vitamin-B_{12}-Mangel übersehen und fälschlicherweise die Diagnose ‚beginnende multiple Sklerose' oder ‚Parkinson-Krankheit' gestellt. Es folgen Fehlbehandlungen mit giftigen Arzneimitteln, wodurch sich der gesundheitliche Verfall weiter beschleunigt. Die wahre Ursache – Vitamin-B_{12}-Mangel – bleibt bestehen und die Beschwerden und Krankheitserscheinungen verschlimmern sich.

Multiple Sklerose (MS) ist auf eine Schädigung und zunehmende Zerstörung der Myelinschicht zurückzuführen, welche die Nervenfasern schützend umhüllt. Liegen schließlich die Nervenfasern frei, können diese zerstört werden, was zu den typischen MS-Symptomen bis hin zur Querschnittslähmung führt. Möglicherweise ist bei einem Zehntel aller MS-Fälle Vitamin-B_{12}-Mangel eine maßgebliche Ursache.[42] Im allgemeinen wird das Myelin aber durch Gifte zerstört, etwa durch Schwermetalle wie Quecksilber, welches vor allem von Amalgamfüllungen in den Körper gelangt. (Siehe *„Energieverlust und Krankheit durch Zahnherde"* von Thomas Klein.)

Zur Erhaltung einer gesunden und funktionsfähigen Myelinschicht ist auch Vitamin D notwendig, das in der Haut unter UVB-Strahlung gebildet wird. (Siehe *„Sonnenlicht – das größte Gesundheitsgeheimnis"* von Thomas Klein.)

Zur Illustration, zu welchen neurologischen Beschwerden und Nervenerkrankungen Vitamin-B_{12}-Mangel führen kann, sei von einigen Patientenschicksalen berichtet:

Der Journalist der ‚Washington Times', THOMAS HEATH, Anfang vierzig, einige Jahre zuvor noch Marathonläufer, litt jahrelang unter Taubheitsgefühlen in Händen und Füßen, unter Schmerzen in der Zunge, Gedächtnisverlust, ersten Demenzerscheinungen und Schwindelanfällen. Schließlich vermochte er nicht mehr die Schließmuskel von Blase und After zu kontrollieren, so daß Inkontinenz hinzukam. Das Gehvermögen verschlechterte sich zunehmend. Heath war ein Wrack geworden. Nach drei Jahren zahlloser Fehldiagnosen und Fehlbehandlungen wurde endlich Vitamin-B_{12}-Mangel als Ursache erkannt und der Mangel behoben. Viele Beschwerden verschwanden und Thomas Heath konnte sogar wieder langsam im leichten Trab laufen. Obwohl seine Gesundheit nicht völlig wiederhergestellt werden konnte und ihm die Gedächtnisschwäche weiterhin zu schaffen machte, war Heath froh, daß die Ursache zwar spät, aber immerhin überhaupt noch erkannt worden war, was ihm letztlich das selbstbestimmte Leben rettete und ihn vor Siechtum und vorzeitigem Tod bewahrte.[43]

Eine Frau im Alter von 28 Jahren verlor unerklärlicherweise ihr Sehvermögen, bis einer der konsultierten Ärzte eine Überprüfung des Vitamin-B_{12}-Status anordnete. Das Ergebnis: Der Vitamin-B_{12}-Spiegel lag nur bei einem Drittel des Normalwertes. Sofort wurden Vitamin-B_{12}-Injektionen gegeben und das Sehvermögen konnte beinahe vollständig wiederhergestellt werden.[44]

Eine Frau im mittleren Alter litt zunehmend unter leichtem Zittern und Schwäche ihrer Arme. Der Neurologe erstellte nur Fehldiagnosen. Ihr Sohn, selber Arzt, vermutete einen Vitamin-B_{12}-Mangel und veranlaßte einen Test. Der Verdacht bestätigte sich und der Mangel wurde sofort durch Injektionen behoben. Die Beschwerden besserten sich und verschwanden weitgehend, aber nicht vollständig.[45]

Eine Frau, 52 Jahre, litt unter Schwäche und Lähmungen ihrer Beine. Der Neurologe diagnostizierte multiple Sklerose und behandelte sie mit den gängigen Arzneimitteln. Die Beschwerden verschlimmerten sich und neue kamen hinzu: Geistesstörung, Gewalttätigkeit, Verwirrung, Lebensmüdigkeit, so daß die Patientin mehrmals Selbstmord versuchte. Sie mußte schließlich in eine geschlossene Psychiatrie eingewiesen werden. Später wurde ein extremer Vitamin-B_{12}-Mangel entdeckt (nur 9 ng/l, normal sind 200 bis 950 ng/l), mittels Injektionen wurde der Mangel behoben. Die geistigen Störungen verschwanden binnen weniger Tage, auch gewann die Frau wieder Kraft in den Beinen. Allerdings konnte ihre Gesundheit und Beweglichkeit aufgrund der späten Feststellung der wahren Krankheitsursache, wie auch der langjährigen Fehlbehandlung, nicht wieder voll hergestellt werden.[46]

Diese Schicksale zeigen, wie wichtig die Überprüfung des Vitamin-B_{12}-Status ist bei Verdacht auf MS oder Parkinson wie auch bei allen anderen neurologischen Störungen.

Schwindelanfälle, Gleichgewichtsstörungen und unzureichende Körperbeherrschung

Nervenschäden infolge eines starken Vitamin-B_{12}-Mangels können zu dauerhaften, unerklärlichen Schmerzen führen, zu Fehlempfindungen wie Kribbeln, Prickeln, Stechen, Ameisenlaufen, zu Taubheitsgefühlen, zu Gefühllosigkeit, Schwindelanfällen, Gleichgewichtsstörungen, Ungeschicklichkeit, mangelnder Körperbeherrschung, schlechtem Koordinationsvermögen, zu schwerfälligem und schleppendem Gang, häufigem Stolpern und Anstoßen, zu einer Verzögerung der Reflexe. Auch Lähmungen können die Folge sein.

Schwindelanfälle und Gleichgewichtsstörungen erhöhen die Sturzgefahr. Bei schlechter Körperbeherrschung und langsamen Reflexen läßt die Fähigkeit nach, sich bei einem Sturz kontrolliert abzufangen, wodurch das Risiko eines Knochenbruches zunimmt. Vor allem Osteoporosepatienten sind gefährdet. Ein komplizierter Bruch hat oftmals ernste Konsequenzen: Operation, der Einsatz von Implantaten, Bettlägerigkeit. Etwa ein Drittel der älteren Patienten mit einem Oberschenkelhalsbruch stirbt direkt oder indirekt an den Folgen. Viele sind danach gehbehindert und benötigen zeitlebens Hilfe, nicht wenige werden pflegebedürftig. Deshalb ist die Vermeidung von Nervenschäden aufgrund eines Vitamin-B_{12}-Mangels ebenso wichtig wie die Verhütung der Osteoporose. (Siehe hierzu ausführlich *Osteoporose – die folgenschweren Irrtümer der Osteoporose-Medizin* von Thomas Klein.)

Osteoporose

Vitamin-B_{12}-Mangel kann auch Osteoporose begünstigen, denn die Osteoblasten, die knochenaufbauenden Zellen, benötigen neben anderen B-Vitaminen unbedingt auch genügend Vitamin B_{12}.[47]

Osteoporose kann viele Ursachen haben wie Bewegungsarmut, Sonnenmangel, Störung des Hormongleichgewichts durch Arzneimittel und Umweltgifte sowie eine falsche Ernährung. Eine Ernährung mit zu vielen säurebildenden Nahrungsmitteln, nämlich Fleisch, Fisch, Eier, Käse, Quark, Getreideprodukten kann gleichermaßen zu Vitamin-B_{12}-Mangel und Osteoporose führen. Die überschüssigen Säuren müssen abgepuffert und neutralisiert werden. Dabei gehen viele Mineralstoffe, vor allem Kalzium und Magnesium verloren, die sich der Körper zur Aufrechterhaltung des Säure-Basen-Gleichgewichts zunehmend aus den Knochen holen muß, so daß diese zwangsläufig entkalkt und immer poröser werden. Außerdem entwickelt sich eine unterschwellige Übersäuerung, welche langfristig auch zu Schäden an Magen- und Darmschleimhaut führen kann, so daß die Vitamin-B_{12}-Aufnahme beeinträchtigt wird.

Homocystein ist eine lebensnotwendige Aminosäure und wird zum Aufbau tausender Proteine benötigt. Homocystein entsteht durch Abbau der Aminosäure Methionin und wird in einer Art Recycling auch wieder zu Methionin aufgebaut. Ist jedoch der Aufbau gestört, weil es an Magnesium, Folsäure, Vitamin B_6 oder B_{12} mangelt, kann sich ein überhöhter Homocystein-Spiegel im Blut einstellen, was bei dauerhaft erhöhter Konzentration Arteriosklerose und damit letztlich auch Herzinfarkt, Schlaganfall und Demenz begünstigen kann.

Gewöhnlich genügt es, viel Obst und Gemüse zu essen, und der Homocystein-Spiegel wird sich normalisieren. Denn Früchte, Gemüse, Kräuter und Grünblattsalate sind reich an Magnesium, Folsäure, Vitamin B_6. Eine solche Frischkost-Ernährung verspricht außerdem gesunde Verdauungsorgane, so daß genügend Vitamin B_{12} aufgenommen werden kann, egal ob es von den eigenen Darmbakterien gebildet oder mit der Nahrung aufgenommen wurde.

Ein erhöhter Homocystein-Spiegel ist als ein Verdachtsmoment für einen Vitamin-B_{12}-Mangel zu betrachten, vor allem bei vegetarischer Ernährung, die genug Magnesium, Folsäure und Vitamin B_6 enthält. Es empfiehlt sich dann die Überprüfung des Vitamin-B_{12}-Status und die Behebung eines eventuellen Mangels.

Gefährlich ist der Versuch, erhöhte Homocystein-Werte mittels Folsäure-Präparaten senken zu wollen. Der weithin bekannte amerikanische Arzt JOHN MCDOUGALL warnt mit dem Hinweis auf zahlreiche Studien vor Folsäure-Präparaten und empfiehlt den Verzehr von Obst und Gemüse sowie den

Verzicht auf Fleisch. Nur so kann Arteriosklerose und in der Folge Herzinfarkt, Schlaganfall und Demenz vermieden werden.[48]

Unfruchtbarkeit bei Frauen und Männern

„Vitamin-B_{12}-Mangel kann zu Unfruchtbarkeit führen ... und bei Schwangerschaft zu einem frühen Verlust der Leibesfrucht“, – so der Hämatologe Michael Bennett. Die Ärzte Joseph Pizzorno und Michael Murray ziehen die Schlußfolgerung: „Ein Vitamin-B_{12}-Mangel wird begleitet von geringerer Zahl und geringerer Beweglichkeit der Spermien.“ [49] Deshalb sollten Paare, deren Kinderwunsch nicht erfüllt wird, einen möglichen Vitamin-B_{12}-Mangel als Ursache ins Auge fassen. Die Unfruchtbarkeit kann gleichermaßen Männer wie Frauen betreffen.

In diesem Zusammenhang sei von dem traurigen Fall einer Frau berichtet, die sieben Mal ihr Kind vor der Geburt verlor, bis sie endlich nach vielen Jahren an den oben zitierten Dr. Bennett geriet, der einen Test durchführen ließ und einen schweren Vitamin-B_{12}-Mangel feststellte und ihn mittels Injektionen behob. Danach konnte sie endlich ein gesundes Baby zur Welt bringen.[50]

In einem anderen Fall war eine 33jährige Frau nach sieben Jahren Ehe nicht zur Empfängnis imstande. Sie fühlte sich schwach, hatte Schwierigkeiten beim Gehen und litt unter Vergeßlichkeit. Als endlich der Vitamin-B_{12}-Mangel aufgrund eines schlechten Blutbildes erkannt und anschließend behoben wurde, fühlte sie sich zunehmend besser, konnte wieder normal gehen und wurde schließlich schwanger. Sie brachte ein gesundes Mädchen zur Welt.[51]

Leider wird aber Vitamin-B_{12}-Mangel als mögliche Ursache für Unfruchtbarkeit nur von wenigen Ärzten ins Auge gefaßt und überprüft. Dabei ist Vitamin-B_{12}-Mangel häufiger die Ursache als vermutet.[52]

Entwicklungsstörungen bei Kindern

Kinder können von einem Mangel an Vitamin B_{12} und Folsäure bleibende Hirnschäden davontragen. Kritisch ist ein Vitamin-B_{12}-Mangel der Mutter während der Schwangerschaft und Stillzeit. Hiermit soll nichts gegen Muttermilch gesagt werden, ganz im Gegenteil, sie ist das Beste, was ein Säugling bekommen kann. Nur darf die Mutter nicht unter einem Vitamin-B_{12}-Mangel leiden. Ein bei der Mutter übersehener Mangel, selbst wenn diese frei von typischen Mangelsymptomen und Beschwerden ist, kann beim Kind zu bleibenden Hirnschäden führen, wenngleich diese Fälle selten sind.[53] In einer Studie des Frances Stern Nutritional Center an der Tuffs Medical School wird festgestellt, daß Kinder, die abgesehen von der Muttermilch noch nie in ihrem Leben tierische Nahrungsmittel gegessen hatten, trotzdem ausreichend mit Vitamin B_{12} versorgt waren.[54] Deshalb besteht kein Grund zur Panik, aber im Zweifelsfall ist ein Vitamin-B_{12}-Test unverzüglich durchzuführen.

Zeigen Kinder und Jugendliche eines der folgenden Symptome, ist ein Vitamin-B_{12}-Test dringend geboten:

- Probleme bei Bewegung und motorischer Koordination, Schwierigkeiten beim Gehen und ebenso beim Schreiben.
- Sehstörungen.

- Deutlich verlangsamtes Größen- und Gewichtswachstum, wobei der Einfluß von Wachstumshormonen in Nahrungsmitteln wie Kuhmilch und Milchprodukten zu bedenken ist. (Ein Kind, das keine Milcherzeugnisse erhält, wird langsamer wachsen und kann sich bei richtiger Ernährung dennoch bester Gesundheit erfreuen.)
- Unerklärliche dauerhafte Schmerzen in Beinen und Armen, Fehlempfindungen.
- Dauernde Müdigkeit, Antriebsschwäche, Lethargie, Apathie.
- Verlust bereits errungener geistiger, sprachlicher und körperlicher Fähigkeiten. Deutliche Verzögerung der Entwicklung, Autismus.
- Graue Haare, Pigmentierungsstörungen.
- Schlechter allgemeiner Gesundheitszustand.
- Schwerwiegende Allergien, Unverträglichkeit, Zöliakie (Darmkrankheit aufgrund einer Unverträglichkeit gegenüber Getreide-Eiweiß).
- Autoimmunerkrankung (des Darmes).
- Neurologische Erkrankungen.

Autismus

Autismus ist eine Art Senilität und Demenz bei Kindern, wie auch umgekehrt Senilität und Demenz bei älteren Menschen als Autismus gewertet werden kann. Demenzerscheinungen bei Kindern, Autismus genannt, können durch einen Mangel an Vitamin B_{12} hervorgerufen werden. Besonders problematisch sind hierbei Impfstoffe mit dem Konservierungsmittel Thiomersal, welches zur Hälfte aus Quecksilber besteht. Dieses bei einer Impfung mit einem Schlag in den Blutkreislauf gebrachte Quecksilber bindet Vitamin B_{12} und kann einen schwerwiegenden Mangel und entsprechende neurologische Störungen bis hin zu Autismus hervorrufen, oftmals mit bleibenden Schäden. Besonders gefährlich ist es, wenn zum Zeitpunkt der Impfung ohnehin ein unterschwelliger Vitamin-B_{12}-Spiegel besteht, der durch die Quecksilberinjektion verschlimmert wird.

Deswegen kann die Intelligenz geimpfter Kinder bleibend gemindert werden, auch wenn der Vitamin-B_{12}-Spiegel zum Zeitpunkt der Impfung im Grenzbereich lag. Leider läßt sich die Intelligenzminderung eines Kindes infolge einer Impfung nicht feststellen, sofern sie nicht offensichtlich und plötzlich nach der Impfung zu Tage tritt. Aber selbst eine geringfügige, nicht bemerkte Intelligenzminderung kann für die betroffenen Kinder und ihr späteres Leben verhängnisvoll und für die durchgeimpften Völker eine Katastrophe sein.

An dieser Stelle sei klargestellt, daß die Impftheorie längst widerlegt und wissenschaftlich unhaltbar ist.[55] Gesundheit ist das Ergebnis richtiger Lebensweise und kann nicht durch Impfungen gewährleistet werden. Das gilt auch für Kinder. Bei weitgehend richtiger Lebensweise und Ernährung bleiben Kinderkrankheiten aus. Treten sie dennoch auf, sind es konstruktive Krankheiten, vom Körper ausgelöst, um die Gesundheit wiederherzustellen.

Anämie

Bei Anämie, auch als Blutarmut bezeichnet, verringert sich der Hämoglobingehalt des Blutes und die Zahl der roten Blutkörperchen (Erythrozyten), sowie ihre Fähigkeit zum

Sauerstofftransport. Fehlt es an Vitamin B_{12} und Folsäure, wird der Nucleinsäure-Stoffwechsel blockiert, und es verändern sich die blutbildenden Zellen im Knochenmark. Diese sind schließlich nicht mehr in der Lage, gesunde und voll funktionsfähige rote Blutkörperchen zu bilden. Es kommt zur megaloblastischen Anämie, bei der sich die Blutzellen abnorm vergrößern und aufgrund des verringerten Hämoglobingehaltes nur noch eingeschränkt ihre Funktion des Sauerstofftransports erfüllen.[56] Verschlimmert sich die Anämie, wird von perniziöser Anämie gesprochen, wobei perniziös gefährlich und schwerwiegend bedeutet.

Das beeinträchtigte Sauerstofftransportvermögen des Blutes führt dann zu allgemeiner körperlicher Schwäche und dauernder Müdigkeit, zu Apathie und Lustlosigkeit, zu Atemnot und Herzklopfen bei körperlicher Belastung, zum Verlust der Ausdauer, zu blasser Haut – alles Beschwerden, die bei richtiger pflanzlicher Ernährung sicher vermieden werden können.

Anämie wird nur selten durch einen Vitamin B_{12}-Mangel allein verursacht, oftmals spielt ein Mangel auch an anderen B-Vitaminen eine Rolle, vor allem ein Mangel an Folsäure und Vitamin B_6. Ferner kann ein Mangel an Eisen, Vitamin C und E die Ursache für eine Anämie sein. Andererseits können Megadosen von künstlich hergestelltem Vitamin C einen niedrigen Vitamin-B_{12}-Spiegel hervorrufen.[57]

Eisen ist für den Sauerstofftransport im Blut notwendig. Eine Eisenmangelanämie ist häufiger als eine Vitamin-B_{12}-Mangelanämie. Im Tierversuch mit Ratten konnte nachgewiesen werden, daß sie bei einer Eisenmangeldiät rasch ihre Fähigkeit verlieren, Vitamin B_{12} aufzunehmen. Eisenmangel kann somit Vitamin-B_{12}-Mangel nach sich ziehen, während eine gute Eisenversorgung über pflanzliche Frischkost eine gute Aufnahme von Vitamin B_{12} verspricht.

Chronische Blutungen der Magen- und Darmschleimhäute infolge einer falschen Ernährung über viele Jahre, die im Anfangsstadium oftmals nicht bemerkt werden, können ebenfalls zu Anämie führen und mit der Zeit die Reserven an Eisen, Folsäure und Vitamin B_{12} erschöpfen.

Dr. Herbert Shelton, der in seinem Sanatorium bei San Antonio in Texas über 40.000 zum Teil schwerkranke und von anderen Ärzten aufgegebene Patienten zurück zur Gesundheit geführt hat, verordnete bei Anämie Fastenkuren, wobei schon nach kurzer Zeit die Krankheitssymptome verschwanden. Auch Sheltons Assistenzärztin Dr. Virginia Vetrano wandte das Fasten bei ihren Anämiepatienten erfolgreich an. Die Patienten gesundeten, wenn sie nach dem Fasten ein Leben im Sinne der Natürlichen Gesundheitslehre führten.[58]

Wie kann es sein, daß viele Anämiepatienten allein durch Fasten gesunden? Beim Fasten wird doch überhaupt kein Vitamin B_{12} zugeführt. Die Gesundung beruht allein auf der Erholung und Regeneration der Verdauungsorgane, die das von den Darmbakterien gebildete Vitamin B_{12} schließlich wieder gut aufzunehmen vermögen. Auch in dieser Hinsicht zeigt sich, daß es nicht auf den Vitamin-B_{12}-Gehalt der Nahrung ankommt, sondern vielmehr darauf, daß die Verdauungsorgane gesund bleiben.

Auch wird beim Fasten die Blutverfettung (Lipotoxämie) infolge einer fettreichen Ernährung behoben. Viel Fett im Blut verschlechtert die Fließeigenschaften und setzt das Sauerstofftransportvermögen des Blutes herab. Es sei auch daran erinnert, daß fettreiche Ernährung die Vitamin-B_{12}-Aufnahme beeinträchtigt und damit einen Mangel hervorrufen kann. Bei

Anämie empfiehlt es sich stets, den Fettverzehr – egal ob tierische oder pflanzliche Fette – drastisch einzuschränken und bevorzugt reife Früchte, Gemüse und Grünblattsalate zu essen.

Der Vitamin-B_{12}-Bedarf ist eng an die Versorgung mit Folsäure gebunden, die in pflanzlicher Frischkost, besonders in Salat, Kräutern und Grünblattgemüse, aber auch in vielen Früchten reichlich enthalten ist. Beim Erhitzen geht allerdings der größte Teil der Folsäure verloren.

Folsäure-	-Dichte µg/MJ	-Gehalt µg/100g		-Dichte µg/MJ	-Gehalt µg/100g
Blumenkohl	348	32	Käse (Emmentaler)	9	15
Bohnen	259	35	Weichkäse	13	15
Broccoli	554	60	Vollmilch	55	15
Rosenkohl	459	72	Hühnerei, gebraten	63	22
Salat	1366	68	Hühnerei, roh	96	34
Spargel	976	73	Hühnerfleisch, gebraten	4	3
Spinat	869	56	Hühnerfleisch, roh	13	9
Tomaten	515	38	Rindfleisch, roh	7	4
Weißkohl	351	36	Rinderleber, gebraten	298	155
Äpfel	17	4	Rinderleber, roh	465	242
Apfelsinen	177	31	Hering	2	2
Avocado	33	30	Makrele	3	2
Bananen	40	16	Thunfisch	2	2
Orangensaft,erhitzt	7	1,3	Weizenbrot	11	11

Folsäure-Äquivalente in ausgewählten Nahrungsmitteln.
Angabe des Folsäure-Gehaltes (nach Bässler: Vitamin-Lexikon) und der Folsäure-Dichte.
Maßgebend ist die Folsäure-Dichte in der jeweils linken Spalte.

So enthält gekochtes Wurzelgemüse oftmals nur noch ein Zehntel der ursprünglichen Folsäure, hitzebehandelter Orangensaft gar nur vier Prozent im Vergleich zu frischen Orangen.[59] Die Aufnahme von Folsäure wird außerdem durch zahlreiche Medikamente und durch Alkohol beeinträchtigt.

Folsäure, auch Vitamin B_9 genannt, ist als Koenzym unter anderem für die Zellteilung und die Bildung roter Blutkörperchern notwendig. Die Vitamine B_6, B_{12} und Folsäure normalisieren die Homocysteinwerte.

Eine gute Versorgung mit Folsäure verringert den Vitamin-B_{12}-Bedarf und kann auch bei niedrigem Vitamin-B_{12}-Spiegel Anämie verhindern, nicht jedoch neurologische Beschwerden und Nervenkrankheiten. Dem Ersatz von Vitamin B_{12} durch Folsäure sind damit Grenzen gesetzt. Nicht selten treten Folsäuremangel und Vitamin-B_{12}-Mangel infolge falscher Ernährung aber gemeinsam auf. Bei einer Ernährungskorrektur verschwinden sowohl der Folsäuremangel als auch der Vitamin-B_{12}-Mangel.

Röntgenstrahlung und radioaktive Kontrastmittel können die blutbildenden Zellen im Knochenmark schädigen und eine Anämie hervorrufen, deren Symptome einer Vitamin-B_{12}-Mangel-Anämie ähnlich sind. Die Knochenmarkszellen werden auch durch Zytostatika im Rahmen einer „Chemo-Therapie“ gegen Krebs schwer geschädigt. Antibiotika, Schmerzmittel (Analgetika), Fiebermittel, Beruhigungsmittel (Sedativa) können den Abbau der roten Blutkörperchen beschleunigen und auf diese Weise zu Anämie führen.[60] Anämie kann auch durch Schwermetalle wie Blei verursacht werden.[61] Bei schleichender Bleibelastung über einen längeren Zeitraum, etwa durch Trinkwasser aus Bleirohren oder Abgase von Autos, die mit verbleitem Benzin gefahren werden, kann sich infolge der Anämie eine sogenannte Bleiblässe entwickeln. Blei im Verdauungstrakt kann die Magen- und Darmschleimhäute schädigen und auf diesem Wege auch die Vitamin-B_{12}-Aufnahme beeinträchtigen.

Anämie gehört zu den Krankheitserscheinungen, die sich bei einem Vitamin-B_{12}-Mangel gewöhnlich erst ziemlich spät einstellen und wiederum auch, wie bereits gezeigt, andere Ursachen haben können. Daher ist es ein Fehler, lediglich das Blutbild zu untersuchen. Alle anderen möglichen Ursachen müssen ebenfalls in Erwägung gezogen und überprüft werden.

Zur Verhütung einer Anämie, zur effizienten Aufnahme und Verwertung zahlreicher Mineralstoffe und Vitamine gehören auch regelmäßige und ausgiebige Sonnenbäder. Außerdem wird die Blut- und Sauerstoffversorgung der Gewebe durch Sonnenbaden erheblich verbessert.

Ein Mensch, dessen blasse Haut einen blutarmen Eindruck macht, benötigt (fast in jedem Fall) Sonnenlicht und nicht etwa Fleisch, um seine Versorgung mit Vitamin B_{12} zu verbessern. Sonnenlicht ist eines unserer wichtigsten Lebensbedürfnisse, und Sonnenmangel hat schwerwiegende Folgen. (Die erstaunlichen, aber weithin unbekannten Erkenntnisse hierzu sind in dem Buch *„Sonnenlicht - das größte Gesundheitsgeheimnis“* von Thomas Klein zusammengefaßt.)

Ermittlung des Vitamin-B_{12}-Status

Die Diagnose eines Vitamin-B_{12}-Mangels erfordert die Bestimmung des Vitamin-B_{12}-Status. Allerdings muß der Laborarzt sein Handwerk beherrschen und die möglichen Störeinflüsse kennen. So hat einmal HELMUT WANDMAKER zwei Untersuchungen des Vitamin-B_{12}-Serumspiegels in Auftrag gegeben. Das eine Labor wies einen doppelt so hohen Wert aus als das andere.[62]

Einige Analysemethoden stehen zur Auswahl, die nachfolgend vorgestellt und bewertet werden.

Vitamin-B_{12}-Serumtest

Bei dieser Untersuchung wird der Vitamin-B_{12}-Spiegel im Blutserum ermittelt. Dieser Test ist auch heutzutage noch üblich, obwohl eine hohe Wahrscheinlichkeit falsch positiver und falsch negativer Befunde besteht.[63] („Falsch positiv" bedeutet: Der Test zeigt einen Vitamin-B_{12}-Mangel an, obwohl in Wahrheit keiner besteht. „Falsch negativ" hingegen: Ein bestehender Mangel wird nicht erkannt.)

Verschiedene Untersuchungen haben gezeigt, daß die Ermittlung des Vitamin-B_{12}-Serumspiegels in bis zu 78 Prozent der Fälle (!) falsch positiv war. Somit wurde bei drei

Viertel der vermeintlichen Vitamin-B_{12}-Mangelpatienten eine falsche Diagnose gestellt, sie entwickelten auch viele Jahre später keinerlei Mangelsymptome.[64] Andererseits besteht eine beträchtliche Wahrscheinlichkeit falsch negativer Befunde: Trotz eines normalen Vitamin-B_{12}-Serumspiegels kann ein Mangel an verfügbarem Vitamin B_{12} bestehen.[65]

Der Vitamin-B_{12}-Serumspiegel erlaubt also keine Aussage über die Menge des biologisch verfügbaren Vitamin B_{12}. Deshalb ist der Serumtest ungeeignet, einen Vitamin-B_{12}-Mangel festzustellen.

Weshalb können Serumtests derart fehlerbehaftet sein? Vitamin B_{12} (Cobalamin) ist im Blut an verschiedene Proteine gebunden, überwiegend zu etwa 70 bis 90 Prozent an Haptocorrin. Doch dieses an Haptocorrin gebundene Cobalamin ist für den Stoffwechsel nicht nutzbar, weil die Zellen über keine entsprechenden Rezeptoren verfügen. Nur die Leber kann dieses Cobalamin verwerten. Lediglich das an Transcobalamin II gebundene Cobalamin kann von den Zellen genutzt werden. Die Bestimmung des gesamten Cobalamins im Serum ergibt deshalb keine zuverlässige Auskunft darüber, ob im Blut und im Körper auch genügend stoffwechselwirksames Cobalamin vorhanden ist. Selbst bei sehr hohen Cobalamin-Werten, etwa infolge einer Stoffwechselstörung und vermehrter Bildung von Haptocorrin, kann ein Mangel an biologisch aktivem Vitamin B_{12} vorliegen.[66]

Untersuchung des Blutbildes

Vitamin-B_{12}-Mangel kann, muß aber nicht zu Anämie führen, vor allem bei einer guten Versorgung mit Folsäure über Grünblattsalate, Kräuter, Gemüse und Früchte wird eine

Anämie trotz eines Vitamin-B_{12}-Mangels oftmals ausbleiben. Deshalb ist der Nachweis einer Anämie für die Diagnose eines Vitamin-B_{12}-Mangels unzuverlässig, die Untersuchung des Blutbildes erlaubt keine quantitative Aussage über den Vitamin-B_{12}-Status.[67] Andererseits kann Anämie auch andere Ursachen als Vitamin-B_{12}-Mangel haben. Zur Bestimmung eines Vitamin-B_{12}-Mangels ist die Untersuchung des Blutbildes ungeeignet und sollte allenfalls ergänzend zu den nachfolgend angeführten Testmethoden eingesetzt werden.

Bestimmung der Transcobalamin-II-Konzentration (HoloTC-Test)

Mit Hilfe eines Mikropartikel-Enzymimmunoassays (MEIA) kann die Transcobalamin-II-Konzentration im Blut und damit die Verfügbarkeit von biologisch aktivem Vitamin B_{12} mengenmäßig ermittelt werden (HoloTC-Test). Bei niedrigen Werten von unter 50 pmol/l sollte ergänzend der MMA-Test durchgeführt werden.[68]

Bestimmung der Methylmalonsäure-Konzentration (Urin- und Serum-MMA-Test)

Bei einem Mangel an biologisch aktivem Vitamin B_{12} in den Zellen wird vermehrt Methylmalonsäure ans Blut abgegeben und über den Urin ausgeschieden. Die Konzentration in Blut und Urin ist entsprechend erhöht. Der entsprechende MMA-Test (Methylmalonic-Acid-Test) ist verläßlich und erlaubt das frühzeitige Erkennen eines Vitamin-B_{12}-Mangels, bevor die ersten Beschwerden und Krankheitserscheinungen auftreten.

Die Analyse der Methylmalonsäure in Blut oder Urin erlaubt den Nachweis einer Nierenfunktionsstörung, wenn trotz Vitamin-B_{12}-Gaben der MMA-Spiegel unverändert hoch bleibt.[69]

Normalwerte beim *Serum-Vitamin-B_{12}-Test:*
180 bis 900 ng/l (bzw. 130 bis 670 pmol/l) [73]
(Bei einem Wert unter 300 ng/l Serum-MMA- bzw. Urin-MMA-Test empfehlenswert)

Transcobalamin-II-Konzentration (HoloTC-Test):
über 50 pmol/l
(Vitamin-B_{12}-Mangel unwahrscheinlich)
35 bis 50 pmol/l
(unsicherer Befund, MMA-Test empfehlenswert)
unter 35 pmol/l
(Mangel an aktivem Vitamin B_{12}, zur Bestätigung MMA-Test erforderlich) [74]

Normalwert beim *Serum-MMA-Test:*
0,07 bis 0,27 µmol/l
(Einigen Literaturquellen zufolge beginnen kritische Werte bereits bei 0,04 µmol/l) [75]

Normalwert beim *Urin-MMA-Test:*
unter 3,8 µg MMA/mg Kreatinin
(bzw. unter 3,6 µmol MMA/mmol Kreatinin) [76]

Normalwert beim *Plasma-Homocystein-Test*:
4,0 bis 12,0 µmol/l

Normalwerte bei der Ermittlung des Vitamin-B_{12}-Status.

Die Bestimmung der Methylmalonsäure im Urin (Urinary Methylmalonic Acid-Test, UMMA- bzw. Urin-MMA-Test genannt) ist zuverlässiger und genauer als die im Blutserum. Der Urin-MMA-Test erfordert kein 12-Stunden-Fasten wie der Serum-MMA-Test, keine Blutabnahme und ist außerdem noch billiger. Während der Serum-MMA-Test zu falsch positiven Ergebnissen bei Nierenfunktionsstörung führen kann, kann dieser Fehler beim Urin-MMA-Test ausgeschlossen werden. Der Urin-MMA-Test ist daher als Königsweg zur sicheren Diagnose eines Vitamin-B_{12}-Mangels anzusehen.[70]

Die Methylmalonsäure im Urin ist auf das Kreatinin zu beziehen, um den veränderlichen Wassergehalt des Urins als Störgröße auszuschalten. Die Konzentration der Methylmalonsäure im Urin ist etwa vierzigmal höher als im Blut.[71]

Der HoloTC-Test und der Serum-MMA-Test werden von jedem besseren labormedizinischen Institut vorgenommen. Die Blutproben können von jeder Arztpraxis und jedem Heilpraktiker eingesendet werden. Der Urin-MMA-Test ist allerdings in Deutschland noch ungebräuchlich.

Bestimmung des Homocysteinspiegels

Ergänzend zum Transcobalamin-II- und MMA-Test kann auch der Spiegel des Homocysteins im Plasma ermittelt werden. Dieser Test ist allerdings nicht so spezifisch, denn ein erhöhter Homocysteinspiegel muß nicht unbedingt in einem Vitamin-B_{12}-Mangel seine Ursache haben. Dieser kann auch auf einen Mangel an Folsäure oder Vitamin B_6 zurückzuführen sein, auf Erkrankungen wie Nierenfunktionsstörung, Krebs, Unterfunktion der Schilddrüse, angeborene Fehler im Methionin-Stoffwechsel, auf die Einnahme zahlreicher Arzneimittel oder die Einnahme von Östrogenpräparaten und empfängnisverhütenden Mitteln.[72]

Normalwerte

Die Übersicht auf Seite 58 zeigt Normalwerte und kritische Werte bei der Ermittlung des Vitamin-B_{12}-Status.

Die in der Übersicht angeführten Normalwerte wurden der Literatur entnommen. Sie gründen sich auf Durchschnittswerten von „gesunden" Menschen, die oftmals aber nur scheingesund sind. Deshalb verfügen die angegebenen Normalwerte nur über eine begrenzte Aussagekraft. Möglicherweise kommen gesund lebende Vegetarier mit weniger Vitamin B_{12} aus und können sich bei unterkritischen Werten durchaus lebenslang bester Gesundheit erfreuen. Verschiedene Untersuchungen bestätigen diese Vermutung.[77] Bekanntlich können Vitamin B_6 und Folsäure das Vitamin B_{12} zum Teil ersetzen, wodurch sich der Vitamin-B_{12}-Bedarf verringert. Auf jeden Fall ist bei unterkritischen Werten Aufmerksamkeit geboten und sorgsam auf eventuelle Mangelsymptome zu achten.

Besteht Verdacht auf einen Vitamin-B_{12}-Mangel, darf nicht an den Kosten für verläßliche Untersuchungen gespart werden. Ein Serum-MMA-Test kostet lediglich fünfzig Euro, ein HoloTC-Test nur dreißig Euro, eine Vitamin-B_{12}-Injektion sogar nur wenige Euro – kein Vergleich zu den enormen Kosten, welche bei Vitamin-B_{12}-Mangelerkrankungen über viele Jahre anfallen. Man denke nur an die Behandlungs- und Pflegekosten bei Schizophrenie, Manie und anderen psychischen

Krankheiten, bei der Parkinson-Krankheit, multipler Sklerose, seniler Demenz und körperlicher Behinderung aufgrund von Nervenschäden. Außerdem sind die genannten Untersuchungen Kassenleistungen, so daß diese Tests im Verdachtsfall unbedingt veranlaßt werden sollten.

Möglicherweise empfiehlt sich bei Verdacht auf einen Vitamin-B_{12}-Mangel auch die Ermittlung des Folsäure-Status. Bei einer Ernährung mit Früchten, Gemüse und Grünblattsalaten wird jedoch reichlich Folsäure zugeführt, so daß kein Mangel zu befürchten ist.

Vitamin-B_{12}-Resorptionstest (Schillingtest)

Der Vitamin-B_{12}-Resorptionstest wird mit radioaktivem Cyanocobalamin durchgeführt, welches radioaktives Kobalt (Co^{57} und Co^{58}) enthält und mit einer entsprechenden inneren Strahlenbelastung verbunden ist (Äquivalentdosis ca. 0,1 mSv, also nicht unerheblich). Mit einer ergänzenden zusätzlichen Gabe des Intrinsic-Faktors kann theoretisch zwischen schlechter Aufnahme und Intrinsic-Faktor-Mangel unterschieden werden.[78] Die Diagnose einer schlechten Vitamin-B_{12}-Aufnahme ist aber nur scheinbar ein Kinderspiel, wie die medizinische Fachliteratur belegt.[79] Angesichts der Strahlenbelastung und der unsicheren Ergebnisse sollte auf diesen unsicheren Test verzichtet werden!

Häufigkeit des Vitamin-B_{12}-Mangels

Schätzungen über die Verbreitung des Vitamin-B_{12}-Mangels fallen unterschiedlich aus. Einige Untersuchungen legen den Verdacht nahe, daß bis zu 20 Prozent der älteren Menschen und möglicherweise gar 40 Prozent der Insassen in Alters- und Pflegeheimen betroffen sind.[80] Eine andere Schätzung für die USA gibt an, daß „nur" 5 bis 15 Prozent der älteren Menschen unter einem Mangel leiden.[81] Für Deutschland waren dem Verfasser keine Untersuchungen bekannt.

Die weite Verbreitung des Vitamin-B_{12}-Mangels ist kein Wunder, denn ein Drittel der über Sechzigjährigen und gar die Hälfte der über Siebzigjährigen leidet unter atrophischer Gastritis (Entzündung der Magenschleimhaut mit Schädigung und Schwund des Drüsengewebes) – eine der Hauptursachen für einen späteren Vitamin-B_{12}-Mangel.[82]

Das durchschnittliche Alter, in welchem erstmals perniziöse Anämie diagnostiziert wird, beträgt 60,5 Jahre.[83] Es dauert also seine Zeit, bis die Verdauungsorgane so sehr geschädigt sind, daß sie nicht mehr genügend Vitamin B_{12} aufzunehmen vermögen.

Beseitigung des Mangels

Wurde ein Vitamin-B_{12}-Mangel mittels HoloTC-Test und MMA-Test festgestellt, läßt sich dieser mittels intramuskulärer Injektion von 1000 µg Vitamin B_{12} schnell und sicher beheben. Die Injektion sollte in dieser Dosierung täglich oder alle zwei Tage über eine Woche wiederholt werden; danach wöchentlich eine Injektion von 1000 µg über einen Monat; anschließend eine Injektion monatlich, bis die Ursache des Vitamin-B_{12}-Mangels behoben ist und die Speicher gefüllt sind. Das heißt in der Regel, bis die Verdauungsorgane wieder gesundet sind. Bleibt die Heilung aus oder ist sie nicht mehr möglich, etwa weil die Magenschleimhaut bleibend geschädigt ist oder große Teile des Magens operativ entfernt worden sind, ist mit den Vitamin-B_{12}-Injektionen lebenslang fortzufahren.[84]

Die wiederholte Injektion ist notwendig, weil der größte Teil des gespritzten Cyanocobalamins nicht verwertet wird und gleich wieder über die Nieren ausgeschieden wird. Es gibt Menschen, deren Vitamin-B_{12}-Status nach einer Injektion schon nach zwei Wochen ebenso kritisch ist wie zuvor.[85] Außerdem kann der Kaliumspiegel bei den ersten Injektionen deutlich fallen. Eine gute Kaliumversorgung ist deshalb über Obst und Gemüse sicherzustellen. Auch der Eisenspiegel im Blut kann aufgrund der Injektionen fallen.[86]

Injektionen mit Cyanocobalamin, das in der Natur nicht vorkommt, sind deshalb besser zu vermeiden. Zyansäure (Blausäure) ist zudem giftig; die abzubauenden Mengen sind zwar winzig, aber manche Menschen können darauf empfindlich reagieren.[87] Hydroxocobalamin wird besser als Cyanocobalamin verwertet, es wird beinahe dreimal langsamer ausgeschieden. Hydroxocobalamin ist auch weitaus besser bioverfügbar: die Zellen können es besser aufnehmen.[88]

Noch besser geeignet ist allerdings das in der Natur vorkommende Methylcobalamin, das nicht erst wie Cyanocobalamin und Hydroxocobalamin im Körper umgewandelt und reduziert werden muß, um die Blut-Hirn-Schranke zu überwinden. Denn gerade bei neurologischen Störungen muß das Vitamin B_{12} schnellstmöglich ins Gehirn gelangen, wo es dringend gebraucht wird. Methylcobalamin kann der Körper besser und länger in der Leber speichern als Hydroxocobalamin, und dieses wiederum ist Cyanocobalamin überlegen.[89]

Eine bequeme und preiswerte Alternative zur Injektion von Methylcobalamin (Methycobal®, 500 µg pro Ampulle) besteht darin, Methylcobalamin unter die Zunge zu träufeln, das gut über die Mundschleimhaut aufgenommen wird.[90] Die Tropfen-Tinktur ist so dosiert, daß in 5 Tropfen etwa 1 000 µg Methylcobalamin enthalten sind (Bezugsquelle im Anhang). Injektionen sollten deshalb schlimmen Fällen vorbehalten bleiben, bei denen schnellstmöglich der Vitamin-B_{12}-Spiegel angehoben werden muß.

Die Einnahme von Vitamin-B_{12}-Kapseln und -Tabletten verspricht hingegen keinen Erfolg. Da bei einem Mangel zumeist die Aufnahme im Darm gestört ist, kann das Vitamin B_{12} nicht aktiv, sondern allenfalls durch passive Diffusion aufgenommen werden. Die Aufnahmequote beträgt dabei weniger als ein Prozent. Dadurch kann der Vitamin-B_{12}-Spiegel bei fortgesetzter Einnahme bestenfalls allmählich angehoben werden[91] und erfordert außerdem Megadosen.[92] Der Vitamin-B_{12}-Status ist aufgrund der zweifelhaften Aufnahme regelmäßig zu überprüfen.[93] Denn eine Untersuchung in den Niederlanden an älteren Menschen ergab, daß diejenigen, die regelmäßig Vitamin-B_{12}-Präparate eingenommen haben (im Durchschnitt 7,8 µg täglich), genauso häufig von einem leichten Vitamin-B_{12}-Mangel betroffen waren wie diejenigen, die das nicht taten.[94] Zu ähnlichen Ergebnissen kamen andere Forscher, die Menschen untersuchten, welche täglich 6 µg Vitamin B_{12} über Multivitaminpräparate geschluckt hatten. Deren Vitamin-B_{12}-Status war nämlich ebenso schlecht wie der der Vergleichsgruppe.[95]

Ein weiterer Nachteil von Multivitamin-Mineralstoff-Präparaten besteht darin, daß das Vitamin B_{12} an Eisen und Kupfer gebunden sein kann und deshalb nicht aufgenommen wird.[96] Vitamin-B_{12}-Präparate in hohen Dosen können ferner die Melatoninbildung während der Nacht beeinträchtigen.[97] Aus all diesen Gründen ist auf die Einnahme von Vitamin-B_{12}-Präparaten zu verzichten und statt dessen sind Methylcobalamin-Tropfen vorzuziehen, die unter die Zunge geträufelt werden. Bei einem schweren Mangel sind jedoch vorerst Methylcobalamin-Injektionen erforderlich, um den Mangel schnellstmöglich zu beheben und bleibende Schäden in Gehirn und Nerven zu vermeiden.

An dieser Stelle eine historische Anmerkung: 1926, lange bevor das Vitamin B_{12} entdeckt wurde, entwickelten zwei Ärzte, George R. Minot und William Parry Murphy, eine für damalige Verhältnisse recht erfolgversprechende Behandlung der perniziösen Anämie, bei welcher die Patienten täglich ein halbes Pfund Leber essen mußten. In vielen Fällen besserte sich die Verfassung der Patienten aufgrund der Zufuhr von Vitamin B_{12} deutlich. George Hoyt Whipple hatte zuvor gemeinsam mit seiner Mitarbeiterin Frieda Robshneit-Robbings an Hunden die erfolgreiche Leberkur bei anämiekranken Hunden nachgewiesen und erhielt dafür 1934 den Nobelpreis für Medizin.[92] Heutzutage läßt sich ein Vitamin-B_{12}-Mangel jedoch schneller und nachhaltiger per Methylcobalamin-Injektion oder -Tropfen beheben.

Anämie verschwindet in der Regel auch durch Fasten, weil sich dabei die Magen- und Darmschleimhäute regenerieren und Vitamin B_{12} wieder besser aufgenommen werden kann. Allerdings ist diese Methode unsicher und ein Mangel kann bestenfalls langsam behoben werden. Außerdem können die Schleimhäute nach dem Fasten durch falsche Ernährung erneut geschädigt werden, so daß sich am Mangelzustand nichts ändert.

Überdosierung nicht möglich

In der Literatur heißt es, eine Überversorgung mit Vitamin B_{12} sei nicht zu befürchten. Somit kann nach derzeitigem Erkenntnisstand davon ausgegangen werden, daß Methylcobalamin bei der üblichen Dosierung unbedenklich ist.

Andererseits sollten Injektionen nur vorgenommen werden, wenn wirklich ein Vitamin-B_{12}-Mangel besteht und behoben werden muß. Es ist unsinnig, bei Depressionen unbegründet Vitamin-B_{12}-Injektionen zu verordnen. Die wirklichen Ursachen müssen gefunden werden. Oftmals ist es lediglich ein Mangel an Sonnenlicht und Bewegung. Sobald die Schwermütigen genügend Zeit im hellen Tageslicht und im Freien verbringen, verfliegen die Depressionen (siehe *„Sonnenlicht – das größte Gesundheitsgeheimnis“* von Thomas Klein).

Ursachen des Vitamin-B_{12}-Mangels

Kranke Verdauungsorgane

Weshalb sind Vitamin-B_{12}-Mangelpatienten meistens Fleischesser? Das liegt daran, daß ihre Verdauungsorgane infolge langjähriger Fleischkost und Ernährung mit säurebildenden Nahrungsmitteln erkrankt sind und an irgendeiner Stelle der komplizierte Prozeß der Vitamin-B_{12}-Aufnahme gestört ist.

Die Antwort auf die Frage, warum Vegetarier unter einem Mangel an Vitamin B_{12} leiden können, scheint auf der Hand zu liegen: Ihre Nahrung enthält kein Vitamin B_{12}, was jedoch in dieser absoluten Formulierung nicht stimmt. Denn auch pflanzliche Nahrung kann winzige, aber ausreichende Mengen Vitamin B_{12} enthalten.

Die richtige Frage lautet aber vielmehr: Warum gibt es Vegetarier, die lebenslang von einem Vitamin-B_{12}-Mangel verschont bleiben, selbst wenn ihre Nahrung kein Vitamin B_{12} enthält? Erstens bilden die Bakterien im Verdauungstrakt so wie bei allen Pflanzenfressern Vitamin B_{12}, wenn die Bakterien nur die nötigen Spuren an Kobalt vorfinden. Zweitens sind die Verdauungsorgane dieser Vegetarier aufgrund ihrer Ernährung gesund geblieben, weshalb das von den eigenen

Bakterien gebildete Vitamin B_{12} in ausreichenden Mengen aufgenommen werden kann.

Der Zustand der Verdauungsorgane entscheidet bei allen Menschen über ihre Vitamin-B_{12}-Versorgung, egal ob sie Fleischesser oder Vegetarier sind. Sind Magen und Darm erkrankt und die Schleimhäute geschädigt, wird die Vitamin-B_{12}-Aufnahme beeinträchtigt oder sogar blockiert.

Worin liegen aber die Ursachen für die Schädigung der Magen- und Darmschleimhaut? Die folgende Aufzählung gibt darüber Auskunft:

Arzneimittel. Zahlreiche Medikamente sind aggressiv und giftig; sie schädigen bei ihrer Einnahme die empfindlichen Magen- und Darmschleimhäute. Dadurch besteht die Gefahr, daß die Vitamin-B_{12}-Aufnahme beeinträchtigt und langfristig ein Mangel hervorgerufen wird. Bei längerer Einnahme ist möglicherweise mit bleibender Schädigung der Magen- und Darmschleimhäute zu rechnen.[99]

Wie bereits dargelegt, kannVitamin-B_{12}-Mangel zu den verschiedensten Beschwerden und Krankheiten führen, zu Depressionen, Manie, Demenz, Psychosen, chronischer Müdigkeit, Schlaflosigkeit, zu verschiedenen neurologischen Störungen. Übersieht der behandelnde Arzt den Vitamin-B_{12}-Mangel und verschreibt die gängigen, aber zugleich magen- und darmschädigenden Arzneimittel, werden sich die Vitamin-B_{12}-Mangelkrankheiten unter der Behandlung zwangsläufig verschlimmern – ganz abgesehen davon, daß es immer falsch ist, Krankheitserscheinungen als Symptom bekämpfen zu wollen, ohne nach den Ursachen zu fragen. Dabei ist es der Gipfel der Torheit, diesen Kampf gegen die Symptome auch noch mit giftigen Arzneimitteln zu führen, denn Gifte schaden immer und heilen niemals.[100] Die Gesundheit läßt sich nicht über eine Arzneimittelvergiftung wiederherstellen, sondern allein durch das Beseitigen der Krankheitsursachen. In diesem Sinne stellt der Arzt JOHN COWAN klar:

> „Arzneimittel, egal bei welchen Krankheiten und in welcher Form verabreicht, unter welchen Bedingungen, in welchen Mengen, unter welchen Namen auch immer, ob patentiert oder nicht, sie haben der Menschheit nur Verderben gebracht und bringen ihr weiter Verderben bis in alle Ewigkeit. Je populärer ein Medikament und je höher der Verbrauch, desto schlimmer sind die Folgen. Beinahe die ganze Welt ist in der Täuschung befangen, geradezu geblendet, daß Arzneimittel einem kranken Menschen die Gesundheit zurückgeben könnten. Die ganze Absurdität dieses Aberglaubens läßt sich daran ersehen, daß Arzneimittel, die gesunde Menschen krank machen, auf einmal kranke Menschen gesund machen sollen. Für diese gewaltige Täuschung bezahlen Millionen von Menschen mit ihrem Leben, bevor sie auch nur ihre halbe Lebensspanne ausgeschöpft haben. Seit Beginn der Medizin wurde kein einziger Mensch durch ein Medikament geheilt, an welcher Krankheit er auch immer gelitten haben mag. Wenn eine Heilung zu beobachten war, so würde eine gründliche Untersuchung stets ergeben, daß die Person nicht wegen, sondern trotz der Medikamente wieder gesund geworden ist.“ [101]

Drogen bestehen aus aggressiven Substanzen, die bei ihrer Einnahme die empfindlichen Magen- und Darmschleimhäute schädigen und damit die Vitamin-B_{12}-Aufnahme stören können. So ist es kein Wunder, wenn auf die Einnahme von Drogen früher oder später ein Vitamin-B_{12}-Mangel folgt.

Scharfe Gewürze wie Pfeffer, Chili, scharfer Paprika, Cayenne-Pfeffer sind für die Schleimhäute äußerst aggressiv. Winzige Mengen Chilipulver, in eine offene Wunde gegeben, genügen für ein höllisches Brennen mit unerträglichen Schmerzen. Doch der Schleimhaut der Speiseröhre, des Magens und des Darmes fehlen die Nerven, um mittels brennender Schmerzen zu warnen. Diese scharfen Gewürze schädigen aber unvermeidlich bei jeder Mahlzeit die Schleimhaut der Verdauungsorgane, so daß die ausreichende Aufnahme von Vitamin B_{12} in fernerer Zukunft gefährdet wird.

Ein feiner, unverfälschter Geschmackssinn lehnt scharf gewürzte Speisen ohnehin ab. Erst mit der Gewöhnung wird der Geschmackssinn zunehmend abgestumpft und die verwendeten Gewürzmengen werden gesteigert – mit verhängnisvollen Konsequenzen für die Verdauungsorgane.

Kochsalz (Natriumchlorid) ist giftig. Kochsalz schädigt bei entsprechenden Mengen und gewohnheitsmäßigem Gebrauch die Schleimhäute, wodurch die Vitamin-B_{12}-Aufnahme langfristig gefährdet wird. Je weniger Kochsalz verzehrt wird, desto besser. Am besten ist es natürlich, überhaupt keine gesalzenen Nahrungsmittel zu essen. Alle Nahrungsmittel, die ohne Salz, Gewürze oder Zucker nicht schmecken, sind unserer Gesundheit nicht zuträglich. Wir erhalten genug Natrium und Chlor aus Früchten, Gemüse, Grünblattsalaten und bedürfen keines anorganischen Natriumchlorids. Bei knapper Natriumzufuhr sind die Nieren beim Menschen wie auch bei allen Landtieren in der Lage, sämtliches Natrium aus dem Urin zurückzugewinnen und natriumfreien Urin abzugeben.

Meersalz, das zu etwa 96 Prozent aus Natriumchlorid und zu 4 Prozent aus anderen giftigen Salzen besteht, ist übrigens auch nicht besser als reines Kochsalz. Gleiches gilt ebenfalls für das teuer verkaufte Kristallsalz aus dem Himalaja, das zu 97,5 Prozent Natriumchlorid enthält.

Ein gesunder, unverfälschter Geschmackssinn lehnt Salz ab.

Kaffee und Tee. Die in Kaffee und Tee befindlichen Gerbsäuren sind aggressiv und können bei Dauerkonsum einen Beitrag zur Schädigung der Schleimhäute leisten. Kaffee enthält außerdem aggressive Chlorogensäure. Junge Menschen mit gesunden Verdauungsorganen reagieren auf den ungewohnten Kaffeekonsum gewöhnlich mit plötzlicher Darmentleerung, einfach weil sich ihr Körper schnellstens der giftigen Substanzen im Kaffee zu entledigen versucht.[102]

Alkohol. Die Vitamin-B_{12}-Aufnahme wird durch Alkohol in Magen und Dünndarm blockiert. Regelmäßiger und reichlicher Alkoholkonsum schädigt zudem die Magen- und Darmschleimhaut sowie die Leber als Hauptspeicherorgan.[103]

Tabakrauch. Englische Wissenschaftler fanden unter Vegetariern mit Vitamin-B_{12}-Mangel nur einen einzigen Nichtraucher.[104] Wäre es da nicht naheliegender, Tabakrauch für den Mangel verantwortlich zu machen statt der vegetarischen Ernährung?

Übersäuerung. Dem Körper müssen beständig genügend Basenstoffe mit der Nahrung zugeführt werden, um die Gewebe von sauren Stoffwechselabfällen befreien zu können und zur Ausscheidung zu bringen. Fehlt es an diesen Basenstoffen, erhält der Magen das Signal, vermehrt Natriumbikarbonat zu bilden und ans Blut abzugeben. Dabei wird aber gleichzeitig vermehrt Salzsäure im Magen gebildet. Doch dieser Überschuß an Magensäure greift auf die Dauer die Magenschleimhaut an und zerstört letztlich auch jene Zellen, welche die cobalaminbindenden IF-Substanzen absondern.

Dabei kann sich eine chronische Gastritis mit zunehmender Atrophie der Magenschleimhaut entwickeln, wodurch die Vitamin-B_{12}-Aufnahme gestört wird.

Aber auch die Darmschleimhaut kann durch ein Übermaß an Salzsäure geschädigt werden, nämlich dann, wenn die Bauchspeicheldrüse nicht mehr in ausreichendem Maße die Säuren abpuffert. Außerdem wird die Vitamin-B_{12}-Aufnahme in einem sauren Darmmilieu beeinträchtigt.[105]

Diese Übersäuerung kann nur verhindert werden, wenn genügend Basenstoffe mit der Nahrung zugeführt werden, die reichlich enthalten sind in Früchten, Gemüse, Grünblattsalaten und Kräutern, in Kartoffeln und anderen stärkehaltigen Knollen. Getreide hingegen ist säurebildend, weshalb sich beim Verzehr von Brot, Backwaren, Maismehlerzeugnissen oder gekochtem Reis das Säure-Basen-Gleichgewicht in Richtung Übersäuerung verschiebt. Extrem stark säurebildend sind Fleisch, Fisch, Wurst, Käse, Quark und Eier. Mineralstoffe und damit auch die so dringend benötigten Basenstoffe fehlen in Fabrikzucker, Süßigkeiten, Honig, Weißmehlprodukten, Pflanzenöl, Margarine, Butter, Schmalz. Diese Nahrungsmittel bestehen nur aus leeren Kohlenhydrat- oder Fettkalorien.

Darmfäulnis. Fäulnisprozesse im Darm – erkennbar am üblen Kotgeruch – sind das Ergebnis einer eiweißreichen Ernährung, wobei besonders mageres Fleisch viel Protein enthält, aber auch Quark, fettarmer Käse und Magermilchprodukte sowie Eier. Bei einer Ernährung, die zu einem beträchtlichen Maße aus diesen Nahrungsmitteln besteht, wird eine Flora aus Fäulnisbakterien gezüchtet, die schließlich die normale Darmflora zunehmend verdrängt. Die Stoffwechselprodukte der Fäulnisbakterien sind jedoch hochgiftig, so daß die Darmschleimhaut gereizt und mit der Zeit zunehmend geschädigt werden kann. Die Folge sind Entzündungen und nach vielen Jahren der Fehlernährung auch Geschwüre oder gar Darmkrebs. Schon im Stadium chronischer Schleimhautentzündung kann die Vitamin-B_{12}-Aufnahme beeinträchtigt werden.

Getreidekörner und Samen enthalten in ihren Randschichten Phytinsäure und weitere giftige Substanzen, womit die Pflanzen Tierfraß abwehren. Phytinhaltige Nahrung, wie Frischkornbrei, Müsli und zahlreiche Vollkornerzeugnisse, kann bei regelmäßigem Verzehr und größeren Mengen die Darmschleimhaut reizen und schädigen, wodurch schließlich auch die Vitamin-B_{12}-Aufnahme beeinträchtigt werden kann.

An dieser Stelle sei angemerkt, daß Vollkornbrot aus Natursauerteig nur noch wenig der ursprünglichen Phytinsäure enthält, weil diese im Zuge der Sauerteiggärung zu einem Großteil abgebaut wurde. Brot aus Natursauerteig ist jedoch nicht zu verwechseln mit künstlich angesäuertem Vollkornbrot, dessen Phytatgehalt unverändert hoch ist, dem lediglich Säuren zugesetzt wurden, um den säuerlichen Geschmack des Sauerteigbrotes zu imitieren. Aber auch von Vollkornbrot aus Sauerteig sind allenfalls nur geringe Mengen zu essen, weil Getreide grundsätzlich säurebildend ist und weil es Getreide an lebensnotwendigen Stoffen wie Kalzium mangelt. Auch Weißbrot und Weißmehlerzeugnisse sind minderwertige Nahrungsmittel, vor allem wenn sie die üblichen Backchemikalien enthalten. Brot ist als Notnahrung zu betrachten, wenn bessere Nahrung nicht verfügbar ist, etwa reife zuckerhaltige Früchte oder stärkehaltige Knollen wie Kartoffeln.[106]

Ungesund ist auch der Verzehr von Kleie, den widerlich schmeckenden Randschichten der Getreidekörner, die bei der Weißmehlherstellung als Abfallprodukt übrigbleiben und von cleveren Geschäftsleuten als vermeintlich gesundes Nahrungsergänzungsmittel teuer verkauft werden. Kleie enthält zwar mehr Mineralstoffe als Weißmehlprodukte, aber auch reichlich Phytinsäure, Oxalsäure und all die anderen darmreizenden Substanzen, welche die Verfügbarkeit der Mineralstoffe erheblich vermindern.

Reichlicher Brotverzehr kann zur Entzündung und Schädigung der Darmschleimhaut führen, zu Colitis (Schleimhautentzündung des Dickdarms) und Morbus Crohn (Enteritis regionalis, einer chronischen Entzündung der Dünndarmwand mit anschließender Vernarbung; wobei besonders der Krummdarm betroffen ist, wo das Vitamin B_{12} aufgenommen wird). Heilung ist in diesen Fällen nur zu erwarten, wenn die Ursache beseitigt und Getreideerzeugnisse durch natürliche Nahrung wie Früchte und Gemüse ersetzt werden. Lebenslange Fehlernährung mit Brot und Backwaren kann die Schleimhaut im Krummdarm großflächig und bleibend derart schädigen, daß die Vitamin-B_{12}-Aufnahme fortan beeinträchtigt ist.

Ein weiteres Problem ist die Unverträglichkeit gegenüber bestimmten Proteinen im Getreide, wie beim Gluten im Falle der Zöliakie. Bleibt die Unverträglichkeit unerkannt, besonders bei milderen Formen, und wird mit dem Getreideverzehr fortgefahren, kann die Darmschleimhaut zunehmend geschädigt werden und schließlich ihre Fähigkeit zur Vitamin-B_{12}-Aufnahme einbüßen. Wird dann auch noch der Vitamin-B_{12}-Mangel übersehen, können sich schwere Nervenschäden entwickeln, wie im vorigen Kapitel gezeigt wurde.

Vitamin-B_{12}-Mangel bei Vegetariern ist also nicht der vegetarischen Kost an sich geschuldet, sondern vielmehr einer falschen vegetarischen Ernährung mit viel Brot, Backwaren oder gar rohen Getreidekörnern. Leider essen viele Vegetarier reichlich Getreideerzeugnisse und schaden sich damit mehr als jene, die zwar maßvoll Fleisch essen, aber auch zu einem großen Teil Obst, Gemüse und Kartoffeln. Diese „Fleischesser" ernähren sich gesünder oder vielmehr weniger verkehrt als die Brotvegetarier – aber nicht wegen des Fleisches, sondern wegen der reichlich verzehrten pflanzlichen Frischkost.

Der Mensch ist seiner Natur nach ein Früchteesser und kein Körnerfresser. Allenfalls Vögeln gelingt es, Getreidekörner in ihrem Kropf soweit zu fermentieren und die Reizstoffe abzubauen, daß sie ihnen als Notnahrung taugen.

Erkrankung der Bauchspeicheldrüse

Die Bauchspeicheldrüse sondert ein stark basenhaltiges und enzymreiches Sekret in den Darm ab. Darin befinden sich auch Proteasen, welche die cobalaminbindenden R-Proteine aufspalten. Das dabei freigesetzte Cobalamin bindet sich an den intrinsischen Faktor (IF) und dieser IF-Cobalamin-Komplex kann an die Rezeptoren im Krummdarm andocken, so daß das Cobalamin ins Blut gelangt.[107]

Ist aber die Bauchspeicheldrüse erkrankt und erschöpft (chronische Pankreatitis, exokrine Pankreasinsuffizienz), kann sie nicht mehr genügend Proteasen ausschütten, und die Vitamin-B_{12}-Aufnahme wird gemindert. Wie läßt sich aber die Erkrankung der Bauchspeicheldrüse vermeiden? Ganz einfach mit einer gesunden Lebensweise und Ernährung. Besonders wichtig ist hierbei, sich möglichst von Enzymkost, also von Rohkost zu ernähren, und seinen Kalorienbedarf vorzugsweise über Früchte zu decken. Denn der Einfachzucker (Monosaccharide: Glukose und Fruktose) in reifen Früchten bedarf keiner Verdauung mehr. Die Kohlenhydratkalorien sind in Früchten schon vorverdaut, die ungefähr neunzig Prozent der Gesamtkalorien ausmachen. Auch für die übrigen Kalorien, durchschnittlich etwa zur Hälfte aus Fett und Eiweiß bestehend, werden die fettspaltenden und eiweißspaltenden Enzyme gleich mitgeliefert, so daß sich Früchte fast von selbst verdauen und die Bauchspeicheldrüse kaum Verdauungsenzyme auszuschütten hat. Im Unterschied dazu hat die Bauchspeicheldrüse bei erhitzten stärkehaltigen Nahrungsmitteln wie Brot, gekochtem Reis oder Kartoffeln Schwerstarbeit zu leisten, weil infolge des Erhitzens alle Enzyme zerstört worden sind. Deshalb ist die Bauchspeicheldrüse bei Leuten, die den größten Teil ihres Kalorienbedarfs über erhitzte stärkehaltige Nahrung decken, etwa zwei- bis dreimal größer als bei jenen, die nur wenig erhitzte Stärkekost essen.[108]

Zur Enzymkost zählen auch Gemüse, Grünblattsalate und Kräuter. Aber diese enthalten nur wenig Kalorien und tragen demzufolge nur wenig zur Sättigung bei – es sei denn, sie werden in riesigen Mengen gegessen. Nüsse und Ölsamen sind zwar auch roh, aber sie enthalten Enzymblocker, weshalb sie nicht zur Enzymkost zählen. Außerdem bestehen sie vorwiegend aus Fett und sollten deshalb besser nur in kleineren Mengen gegessen werden. Denn der Körper braucht nur wenig Fett in Form von lebensnotwendigen Fettsäuren, und die energetische Nutzung von Fett ist aufwendig.

Erkrankung der Leber und der Nieren

Lebererkrankungen können die Speicherung von Vitamin B_{12} beeinträchtigen, und bei Nierenerkrankungen erhöhen sich die Verluste über den Urin.[109]

Die Leber wird durch regelmäßigen und reichlichen Alkoholkonsum, durch zahlreiche Arzneimittel und Umweltgifte geschädigt.

Die Funktionsfähigkeit der Nieren kann ebenfalls durch Arzneimittel und Umweltgifte beeinträchtigt werden, langfristig auch durch reichlich säurebildende Fleischkost und kochsalzreiche Ernährung. Ebenso können Bakteriengifte von toten Zähnen die Nieren schädigen. (Siehe *„Energieverlust und Krankheit durch Zahnherde“* von Thomas Klein.)

Operative Entfernung von Teilen des Magens oder des Darmes

Muß bei einem Geschwür oder bei Krebs ein Teil des Magens entfernt werden, wird künftig die Fähigkeit der Magenschleimhaut beeinträchtigt, den cobalaminbindenden instrinsischen Faktor (IF) in genügendem Maße auszuschütten. Das geht zu Lasten der Vitamin-B_{12}-Aufnahme. Gleiches gilt für die operative Entfernung von Teilen oder gar des gesamten Krummdarms, wo das Vitamin B_{12} aufgenommen wird. Deshalb ist bei diesen Patienten der Vitamin-B_{12}-Status regelmäßig zu überprüfen und der Mangel gegebenenfalls zu beheben. Wurden große Teile des Magens oder des Darmes entfernt, ist ein Vitamin-B_{12}-Mangel wahrscheinlich, sobald die Reserven in der Leber aufgebraucht sind. In diesen Fällen sind lebenslange Vitamin-B_{12}-Injektionen unvermeidlich.

Auch die Bestrahlung des Bauchraumes kann die Magen- und Darmschleimhäute so schwer schädigen, daß kein Vitamin B_{12} mehr aufgenommen werden kann.

Parasitenbefall

Vitamin-B_{12}-Mangel kann auch in Parasitenbefall seine Ursache haben. Der Fischkopfbandwurm und der Grubenkopfbandwurm (Diphyllobotrium, bis zu 10 Meter lang) verbrauchen Vitamin B_{12} und sondern eine Substanz ab, welche die Aufnahme des Vitamins an der Darmschleimhaut blockiert. Das Krankheitsbild heißt Diphyllobothriasis. Die Aufnahme der Bandwurmlarven erfolgt durch den Verzehr von rohem oder ungenügend gegartem Fleisch von befallenen Fischen, Schlangen, Fröschen, Vögeln, mitunter auch über verunreinigtes Trinkwasser. Der Befall mit diesen Bandwürmern konzentriert sich auf Ost- und Südostasien aufgrund der dortigen Verzehrgewohnheiten.

Quecksilberbelastung

Quecksilber im Verdauungskanal kann die Vitamin-B_{12}-Aufnahme stören. Das anorganische Quecksilber wird von Darmbakterien in Methylverbindungen eingebunden, wobei hochgiftiges organisches Methylquecksilber unter Verbrauch von Methylcobalamin, einer aktiven Form des Vitamin B_{12}, entsteht.[110]

Gefährlich sind besonders Impfstoffe, die Thiomersal, ein quecksilberhaltiges Konservierungsmittel, in beträchtlichen Konzentrationen enthalten. Das mit dem Impfstoff eingespritzte Quecksilber vermag das Gehirn direkt zu schädigen, aber auch indirekt, indem es den Übergang des Vitamin B_{12} an der Blut-Hirn-Schranke ins Gehirn blockiert, was bei einem ohnehin vorliegenden unterschwelligen Vitamin-B_{12}-Mangel zu bleibenden Hirnschäden führen kann.[111] Diese können bei Autismus und Demenz offensichtlich sein, in vielen Fällen aber auch verborgen bleiben und nur eine unmerkliche, aber langfristig dennoch maßgebliche Intelligenzminderung und Persönlichkeitsstörung bewirken. Niemand vermag zu sagen, wie viele Millionen Menschen infolge der früheren Massenimpfkampagnen weniger intelligent sind, als sie es ohne Impfungen wären, wie viele Menschen dadurch an Lebenstüchtigkeit verloren haben. An dieser Stelle sei darauf verwiesen, daß die Impftheorie längst widerlegt ist, daß Impfungen nicht vor Infektionskrankheiten schützen, sondern viele Gefahren bergen.[112]

Auch der regelmäßige Verzehr von Fischen und Meerestieren aus quecksilberbelasteten Gewässern kann mit einer beträchtlichen Belastung verbunden sein. Problematisch ist auch die Quecksilberbelastung durch Amalgamfüllungen, die von vielen Umständen abhängt, von der Ernährung, von der Zahl der Füllungen, ihrem Zustand und ihrer Oberfläche, ob noch andere Dentallegierungen im Gebiß vorhanden sind und in welchem Maße infolge der elektrochemischen Korrosion beständig Quecksilber-Ionen aus den Füllungen gelöst werden. Die Quecksilber-Ionen gelangen mit dem Speichel in Magen und Darm, wo Bakterien das hochgiftige Methylquecksilber unter Verbrauch von Vitamin B_{12} bilden. (Zur Gefährlichkeit von Amalgamfüllungen siehe *„Energieverlust und Krankheit durch Zahnherde“* von Thomas Klein.)

Lachgas als Betäubungsmittel

Betäubungsmittel enthalten oftmals Lachgas (N_2O, Distickstoffmonoxid). Der Name rührt daher, daß derjenige, der es in entsprechender Konzentration einatmet, kichern muß. Bei höherer Konzentration folgt Beruhigung, Unempfindlichkeit gegenüber Verletzung und Schmerzen, schließlich Bewußtlosigkeit. Es ist eines der ältesten und nebenwirkungsärmsten Narkosemittel überhaupt und wird deshalb jährlich millionenfach eingesetzt, auch bei kleineren operativen Eingriffen. Um eine wirkungsvolle Konzentration von 70 Prozent der Atemluft zu erreichen, muß es zusammen mit reinem Sauerstoff gegeben werden.

Eingeatmetes Lachgas hat aber einen großen Nachteil: Es inaktiviert Vitamin B_{12}. Das ist zwar normalerweise nicht gefährlich, weil der Körper sofort auf seine Reserven zurückgreift und die Verluste ausgleicht. Sind jedoch die Reserven erschöpft und besteht bereits ein unterschwelliger Vitamin-B_{12}-Mangel, kann sich der Mangel durch das eingeatmete Lachgas stark verschlimmern und zu ernsten bleibenden Schäden führen. Deshalb ist vor der Operation der Vitamin-B_{12}-Status zu prüfen und ein eventueller Mangel zu beheben. Bei Unfallverletzten, die unverzüglich operiert werden müssen, ist der Vitamin-B_{12}-Status sofort nach der Operation zu bestimmen.

Die Neurochirurgen Kathryn Holloway und Anthony Alberico stellen fest: „Lachgas ist sehr gefährlich für einen Patienten mit einem Vitamin-B_{12}-Mangel. Da unterschwelliger Vitamin-B_{12}-Mangel häufiger vorkommt als weithin angenommen, und Lachgas eine so weite Anwendung bei der Narkose findet, sollte jeder Chirurg sicherstellen, daß seine Patienten nicht unter einem Vitamin-B_{12}-Mangel leiden." Aber „leider kümmern sich die meisten Chirurgen nicht darum und die Folgen für den Patienten können furchtbar sein", wie das Ärzteehepaar Sally Pacholok und Jeffrey Stuart hinzufügt.[113]

Erinnert sei in diesem Zusammenhang daran, daß etwa ein Drittel der älteren Menschen, die aufgrund ihrer gesundheitlichen Probleme am häufigsten operiert werden, unter einem mehr oder weniger starken Vitamin-B_{12}-Mangel leidet, der sich in der Folge einer Lachgas-Narkose dramatisch verschlimmern kann.

Hierzu ein Patientenschicksal: Ein Fleischer, 69 Jahre alt, ließ sich ein gutartiges Geschwür an der Prostata operieren. Zwei Wochen danach fiel ihm das Gehen immer schwerer und er verspürte zunehmend Taubheitsgefühle in den Beinen – ein kundiger Arzt hätte bei diesen Symptomen sofort den Vitamin-B_{12}-Status prüfen lassen und Vitamin-B_{12}-Injektionen veranlaßt, um den Mangel zu beheben. Der Patient bekam außerdem noch Probleme mit der Galle, für die behandelnden Ärzte ein Grund, eine zweite Operation anzuordnen. Wieder wurde Lachgas zur Betäubung verwendet. Danach verschlimmerten sich die Taubheitsgefühle in den Beinen und geistige Verwirrung kam hinzu. Monate später war er querschnittsgelähmt und konnte kaum noch seine Arme gebrauchen. Er konnte weder Harn noch Stuhl halten, litt unter Gedächtnisverlust und seniler Demenz. Es dauerte weitere drei Monate, bis die Ärzte die Ursache fanden: Vitamin-B_{12}-Mangel. Aber es war zu spät, Nerven und Gehirn waren bleibend geschädigt. Aber immerhin konnte der Patient nach einigen weiteren Monaten wieder über kurze Entfernungen gehen.[114]

Leider geben die Autoren keine Auskunft, ob dieser Fleischer wie andere Fleischer auch Fleischesser gewesen ist. Sicherlich, denn jemand, dessen Naturell sich gegen Fleischverzehr sperrt, wird niemals als Fleischer arbeiten können. Wie konnte dieser Fleischesser aber einen Vitamin-B_{12}-Mangel erleiden, da Fleisch doch so viel Vitamin B_{12} enthält? Es werden die kranken Verdauungsorgane gewesen sein, die das Vitamin B_{12} nicht mehr aufzunehmen vermochten.

Ein anderer Fall: Eine gesunde, aktive 58jährige Frau mußte sich einer Operation unterziehen. Einen Monat später verspürte sie Kribbeln und Prickeln in den Füßen, beim Gehen schleppte sie das rechte Bein nach. Danach mußte sie sich einer zweiten Operation unterziehen und wurde wieder mit Lachgas narkotisiert. Schließlich konnte sie ohne Hilfe nicht mehr sicher stehen. Es bestand die Gefahr, daß sie umfiel. Schließlich war sie nicht mehr in der Lage, sich zu kleiden oder leserlich zu schreiben. Später wurde die Ursache gefunden: Vitamin-B_{12}-Mangel.[115]

Aufschlußreich ist auch das folgende Schicksal: Eine 47jährige frühere Ballettänzerin unterzog sich einer achtstündigen kosmetischen Operation. Die ersten sechs Wochen erholte sie sich ganz normal, aber danach litt sie zunehmend unter Gleichgewichtsstörungen, Fehlempfindungen in Armen und Beinen, Taubheitsgefühlen und Schwäche. Ihr Gang wurde unsicher und aufgrund ihrer Gleichgewichtsstörungen stürzte sie mehrmals. Die Ursache – ein durch Lachgas bedingter Vitamin-B_{12}-Mangel – wurde erkannt und umgehend behoben. Doch es dauerte weitere sechzehn Wochen, bis die Mangelsymptome verschwanden.[116]

Bei einem ähnlichen Fall wurde ein 59jähriger Mann wegen Hautkrebs operiert. Bald darauf war er geistig verwirrt und konnte nur noch unsicher und schwankend stehen. Ein kundiger Neurologe erkannte sofort die Ursache und behob den Vitamin-B_{12}-Mangel. Binnen vier Wochen konnte der Mann wieder normal gehen und stehen, im Laufe von acht Wochen war er auch wieder geistig normal.[117] Dieses Beispiel zeigt erneut, wie wichtig bei derartigen Symptomen die Kontrolle des Vitamin-B_{12}-Status und die sofortige Behandlung ist.

Was ist davon zu halten, sich den Vitamin-B_{12}-Test zu sparen und prophylaktisch eine einmalige Vitamin-B_{12}-Injektion vor der Operation zu geben? Eine einzige Injektion genügt nicht, einen ernsten Mangel zu beheben und die Verluste auszugleichen, welche bei einer komplizierten Operation durch die mehrstündige Einatmung von Lachgas bewirkt werden. Gerade bei älteren Menschen, die zu einem Drittel unter Vitamin-B_{12}-Mangel leiden und aufgrund ihrer gesundheitlichen Probleme am häufigsten operiert werden, besteht das größte Risiko einer Schädigung. Es ist ein schwerwiegendes Versäumnis des Chirurgen, den Vitamin-B_{12}-Status nicht vor der Operation zu bestimmen.

Stoffwechselstörungen und Enzymdefekte

Es gibt auch Menschen, die unter bestimmten Stoffwechselstörungen und Enzymdefekten leiden, so daß der komplizierte Vitamin-B_{12}-Stoffwechsel gestört oder beeinträchtigt wird. Dies kann angeboren oder im Laufe des Lebens erworben sein. Diese Menschen benötigen in der Regel eine lebenslange Vitamin-B_{12}-Therapie: Sie bekommen Methylcobalamin regelmäßig gespritzt.

Der Einfluß der Bodengüte auf die Kobaltversorgung

Auch pflanzliche Nahrung kann Vitamin B_{12} enthalten, wenn der Boden humusreich ist und ein reges Bakterienleben aufweist. Die Pflanzen können dann über ihre Wurzeln das von den Bodenbakterien gebildete Vitamin B_{12} aufnehmen. Je mehr Bodenbakterien, desto mehr Vitamin B_{12} wird gebildet und desto mehr kann von den Pflanzen aufgenommen werden. Beinahe tote Ackerböden enthalten jedoch nur noch wenig Humus und entsprechend gering ist die Vitamin-B_{12}-Produktivität des Bodens – kein Wunder, daß die darauf angebauten Nahrungspflanzen nur noch solch winzige Spuren an Vitamin B_{12} enthalten, daß sie als frei davon gelten.

Für die Bildung von Vitamin B_{12} im Boden müssen ausreichende Kobaltmengen vorhanden sein. Ansonsten kann das Spurenelement Kobalt den Vitamin-B_{12}-Gehalt im Boden und in den Nahrungspflanzen begrenzen. Fehlt es an Kobalt, sind auch Mund- und Darmbakterien außerstande, im Verdauungstrakt genügend Vitamin B_{12} zu bilden. Die Eigensynthese wird begrenzt. Kobalt ist somit das entscheidende Schlüsselelement bei unserer Vitamin-B_{12}-Versorgung.

Werden Schlachttiere lebenslang kobaltarm gefüttert, entwickelt sich bei ihnen mit der Zeit ein Vitamin-B_{12}-Mangel, und auch ihr Fleisch wird entsprechend arm an Vitamin B_{12} sein. Im Tierversuch konnte bei Kaninchen nachgewiesen werden, daß bei einem Futter ohne Vitamin B_{12} und gleichzeitigem Kobaltmangel der Vitamin-B_{12}-Spiegel im Blut allmählich absinkt, während die Werte ansteigen, wenn wieder Kobalt dem Futter zugegeben wird. Ab einer bestimmten Grenze, der wünschenswerten Mindestversorgung an Kobalt, konnte der Vitamin-B_{12}-Spiegel nicht mehr weiter gesteigert werden. Gleiches wurde bei Hamstern in einer Untersuchung an der Universität Berkeley nachgewiesen.[118]

Wie kann aber eine ausreichende Kobaltversorgung sichergestellt werden? Die Böden müssen gesund, humusreich und mineralreich sein, dann besteht kein Grund zur Sorge.

Nahrungspflanzen sollten zunächst auf gesunden mineralreichen Böden wachsen, denn nur dann können sie genug Kobalt aufnehmen. Bei der Hochertragslandwirtschaft indessen, mit einseitiger Düngung an Stickstoff, Phosphat und Kalium verarmen die Böden allmählich an Magnesium und Spurenelementen wie Kobalt. Mit jeder Ernte werden dem Boden Mineralstoffe entzogen, die nur zum Teil durch Gesteinsverwitterung und Mineralisierung des Unterbodens wettgemacht werden. Bei der Hochertragslandwirtschaft schwindet zudem die Humusschicht, wodurch weniger Huminsäuren in den Unterboden gelangen und die Gesteinsverwitterung und damit die natürliche Mineralisierung des Bodens verlangsamt wird. Humusreiche Böden binden Mineralstoffe in der organischen Substanz, weshalb weniger Mineralstoffe mit dem Regenwasser ins Grundwasser ausgewaschen werden. Deshalb versprechen humusreiche Böden eine bessere Mineralversorgung der Nahrungspflanzen und damit auch einen höheren Kobaltgehalt, abgesehen davon, daß die darauf angebauten Pflanzen mehr Vitamin B_{12} aufgrund des regeren Bakterienlebens aufzunehmen vermögen.

Im biologischen Landbau wird wesentlich weniger gedüngt als in der Hochertragslandwirtschaft. Kunstdünger ist verboten. Die Kompostwirtschaft wird gepflegt, wodurch die Böden meist humusreich und mineralreich sind und auch die Nahrungspflanzen mehr Mineralstoffe und Spurenelemente wie Magnesium und Kobalt enthalten. Deshalb ist es von Vorteil, sein Obst und Gemüse im Bioladen zu kaufen.

Im eigenen Garten können über Kompost und organische Bodenabdeckung (Mulch) die Mineralstoffe dem Boden zurückgegeben werden. Ein gesundes Bodenleben verspricht über die vermehrte Bildung von Huminsäuren eine gute Gesteinsverwitterung. Tiefwurzelnde Bäume und Sträucher im Sinne des Waldgartenbaus und ständiger Pflanzenbewuchs beschleunigen die Verwitterung und Mineralisierung des Unterbodens. Bäume und Sträucher holen sich diese Mineralstoffe aus der Tiefe und lassen sie im Herbst mit ihren Blättern auf die Oberfläche des Bodens fallen, so daß auch die oberen Bodenschichten gut mit Mineralstoffen versorgt sind. Die Böden können auch mit Urgesteinsmehl mineralisiert werden, der besten Quelle für Spurenelemente wie Kobalt.

Richtige Ernährung

Humus- und mineralreiche Böden versprechen eine gute Mineral- und Kobaltversorgung bei einer Ernährung bestehend aus Früchten, Gemüse, Grünblattsalaten und Kräutern. Der Kalorienbedarf sollte zu einem möglichst großen Teil über Früchte gedeckt werden – der besten Mineralstoffquelle unter den kalorienreichen Nahrungsmitteln.

Wird das Gemüse jedoch gekocht, gehen Mineralstoffe und Kobalt an das Kochwasser verloren. Entsprechend der Zubereitungsart können die Verluste erheblich sein. Auch der Vitamin-B_{12}-Gehalt wird vermindert. Deshalb sollte Gemüse möglichst roh gegessen oder wenigstens schonend gegart werden. Kartoffeln, die zum Rohverzehr ungeeignet sind, werden am besten mit Schale gekocht oder gebacken.

An Mineralstoffen und Kobalt fehlt es Fabrikzucker, Honig, Süßigkeiten, raffinierten Stärke- und Weißmehlprodukten, Fetten und Ölen wie auch kaltgepreßten Pflanzenölen, Butter, Margarine, Schmalz. Fettreiche Nahrungsmittel enthalten nur wenig Kobalt und verschlechtern zudem die Aufnahme des Vitamins B_{12}. Deshalb ist im Sinne einer guten Vitamin-B_{12}-Versorgung eine fettarme Ernährung zu bevorzugen.

Vollkornbrot ist, abgesehen von chemischen Zusätzen, kaum besser als Weißbrot, denn Getreidekörner sind selbst im unverarbeiteten Zustand arm an Mineralstoffen, auch wenn das Getreide auf mineralreichen Böden angebaut wurde. Der hohe Gehalt an Phytinsäure und Oxalsäure mindert die Verfügbarkeit von Kobalt und anderen wichtigen Mineralstoffen wie Kalzium, Magnesium, Eisen und Zink. Getreide mangelt es generell an Basenstoffen, und das Säure-Basen-Gleichgewicht des Körpers kann beim reichlichen Verzehr von Vollkornprodukten leicht in Richtung Übersäuerung verschoben werden. Außerdem gefährdet reichlicher Brotverzehr die Gesundheit von Magen und Darm, wodurch die Vitamin-B_{12}-Aufnahme beeinträchtigt werden kann.

Brot- und Puddingvegetarier, die Obst und Gemüse meiden, nehmen praktisch kein Vitamin B_{12} und auch kaum Kobalt auf und können nach einigen Jahren durchaus unter einem Vitamin-B_{12}-Mangel leiden. Es ist aber irreführend, der vegetarischen Ernährung generell die Schuld zu geben, nur weil sich viele Vegetarier beinahe ebenso falsch ernähren wie die meisten fleischessenden Menschen. Nicht wenige Vegetarier ernähren sich sogar äußerst ungesund und diese Leute dienen dann mit ihren Krankheiten dazu, die vegetarische Ernährung pauschal in Verruf zu bringen. Bei natürlicher pflanzlicher Nahrung (Obst, Gemüse, Grünblattsalate aus biologischem Anbau) ist kaum ein Vitamin-B_{12}-Mangel zu befürchten. Die amerikanischen Ärzte Virginia Vetrano und Alan Immerman suchten systematisch und unabhängig voneinander nach solchen Fällen in der Literatur, konnten aber keinen einzigen finden.[119]

Es ist ohne Bedeutung, ob die Nahrung Vitamin B_{12} enthält oder nicht. Entscheidend ist eine gesunde Darmflora und eine winzige, aber ausreichende Menge an Kobalt in der Nahrung.

Eine gesunde Darmflora kann sich aber nur bei natürlicher Ernährung erhalten. Die Darmbakterien brauchen Kohlenhydrate und Faserstoffe, wie sie in Früchten, Gemüse und Grünblattsalaten reichlich vorkommen. Fehlt es daran, so schwindet die Darmflora und kann nur noch entsprechend wenig Vitamin B_{12} bilden. Bei eiweißreicher Ernährung verändert sich die Darmflora und wird zunehmend von Fäulnisbakterien überwuchert. Die Bildung von Vitamin B_{12} und seine Aufnahme werden beeinträchtigt.

Es ist schwierig, im Tierversuch einen Vitamin-B_{12}-Mangel hervorzurufen. Extrem einseitiges und cobalaminfreies Futter führt zu allen möglichen Krankheiten, nur nicht zu einem Vitamin-B_{12}-Mangel. Das gelingt erst, wenn das Futter über längere Zeit kein Kobalt enthält oder die Darmflora mittels Antibiotika abgetötet, die Magen- und Darmschleimhäute geschädigt wurden, und auch die Vitamin-B_{12}-Reserven aufgebraucht sind.[120]

Zu den Medikamenten, welche die Darmbakterien abtöten und die Bildung von Vitamin B_{12} beeinträchtigen, zählen Streptomyzin, Neomycin (in vielen Antibiotika enthalten), Abführmittel und Antazida (hemmen die Ausschüttung der Magensäure). Auch harntreibende Mittel, Aspirin und Verhütungsmittel können als Antivitamin wirken.[121] Bei Frauen, die über längere Zeit Verhütungsmittel einnehmen, konnte öfters ein niedriger Vitamin-B_{12}-Spiegel festgestellt werden.[122]

Die Einnahme von Arzneimitteln ist eine Gefahr und kann über längere Zeit durchaus zu einem Vitamin-B_{12}-Mangel führen, während bei halbwegs vernünftiger vegetarischer Ernährung kein Mangel zu befürchten ist. Deshalb ist nicht vor gesunder pflanzlicher Nahrung zu warnen, sondern vor Arzneimitteln.

Aber nicht nur die Einnahme giftiger Arzneimittel kann die Darmflora schädigen und abtöten, auch hochdosiertes synthetisch hergestelltes Vitamin C (mindestens 500 mg täglich) kann den Vitamin-B_{12}-Spiegel senken.[123] – Ein Grund mehr, auch Nahrungsergänzungsmittel zu meiden.

Der Mythos vom Vitamin-B_{12}-Mangel bei vegetarischer Ernährung

Glauben sie nie einem
fleischessenden Ernährungswissenschaftler,
wenn er ihnen weismachen will,
sie sollten Fleisch essen.

VIRGINIA VETRANO

Vitamin-B_{12}-Mangel – mit dieser Drohung werden zahlreiche Vegetarier verunsichert. Doch ein Mangel ist nur bei falscher vegetarischer Ernährung zu befürchten, aber kaum bei einer Ernährung mit Früchten, Gemüse und Grünblattsalaten, bei der die Verdauungsorgane gesund bleiben und auch geringe Mengen an Vitamin B_{12} gut aufgenommen werden. Pflanzliche und fettarme Frischkost-Ernährung ist vielmehr eine Voraussetzung dafür, Gesundheit und Leistungskraft bis ins hohe Alter zu erhalten. Die Nahrung muß gar kein Vitamin B_{12} enthalten, wenn nur die Darmflora gesund ist, die Nahrung Kobalt in den nötigen Spuren enthält und das von den Bakterien hergestellte Vitamin B_{12} in ausreichendem Maße aufgenommen werden kann.

Die ganze pflanzenfressende Tierwelt zeigt seit Jahrmillionen, daß die Vitamin-B_{12}-Produktion der Darmbakterien durchaus genügt. Das Vitamin B_{12} im Fleisch der Rinder, Schafe und Schweine stammt von ihren Darmbakterien. Denn allein Mikroorganismen sind in der Lage, Vitamin B_{12} herzustellen. Alle Tiere sind nur Konsumenten und Träger dieses Vitamins. Pferde und Elefanten brauchen kein Fleisch, Eichhörnchen, Meerschweinchen und Kaninchen überleben ohne Käse und gebratene Leber. Würde es pflanzenfressenden Tieren an Vitamin B_{12} mangeln, wären sie schon längst ausgestorben – und mit ihnen natürlich auch die Fleischfresser.

Auch die früchtefressenden Primaten, die hinsichtlich Anatomie und Physiologie der Verdauungsorgane dem Menschen am ähnlichsten sind, benötigen keine Vitamin-B_{12}-Injektionen. Sie können sich voll und ganz auf ihre Darmbakterien verlassen. Orang Utans leben zu 60 bis 80 Prozent von Früchten, der Rest besteht aus Blättern, Sprossen und Nüssen. Orang Utans leben zu 99,9 Prozent vegetarisch, der Rest sind Maden in Früchten und nebenbei verschluckte Insekten. Bei Bonobo-Schimpansen verhält es sich ähnlich. Ebenso kommen Gorillas ohne Fleisch aus; allerdings fressen sie fast ausschließlich grüne Blätter. Schimpansen leben je nach Population und Früchteangebot zu 96 bis 99,9 Prozent vegetarisch.[124] Auch der Mensch ist im Zuge seiner Evolution ohne Vitamin-B_{12}-Präparate ausgekommen. Andernfalls gäbe es ihn schon gar nicht mehr. Der Mensch kann rein vegetarisch von Obst und Gemüse leben, ohne einen Vitamin-B_{12}-Mangel zu erleiden.

Die Parsen in Indien leben aufgrund ihrer religiösen Gebote schon seit über zweitausend Jahren streng vegetarisch. Sie sind nicht an einem Vitamin-B_{12}-Mangel ausgestorben. Vielmehr zeichnen sich die Parsen geistig und kulturell aus.

Verschiedene Expeditionen zu vegetarisch lebenden Naturvölkern erbrachten das Ergebnis, daß es diesen Menschen nicht an Vitamin B_{12} mangelte.[125] Es gibt unzählige Menschen, die sich seit Jahrzehnten rein pflanzlich ernähren, ohne unter einem Vitamin-B_{12}-Mangel zu leiden. Bei Frischkost-Ernährung mit Obst und Gemüse und ansonsten vernünftiger Lebensweise erfreuen sich diese Vegetarier bis ins hohe Alter bester Gesundheit und Leistungsfähigkeit – kein Vergleich zum fleischessenden Durchschnitt. Man schaue nur auf die oftmals so verweichlichte und kraftlose Jugend von heute, auf die vielen jungen Menschen, die trotz oder vielmehr wegen ihres reichlichen Fleischverzehrs zu keinen Ausdauerleistungen in der Lage sind. Siebzigjährige Vegetarier laufen zwanzigjährigen Fleischessern davon. Würde die Vitamin-B_{12}-Mangeltheorie der fleischessenden „Ernährungswissenschaftler" stimmen, müßte ein Vegetarier nach einigen Jahren unter Anämie leiden und dahinsiechen, die fleischessende Jugend hingegen vor Gesundheit und Kraftausdauer strotzen. Aber das Gegenteil ist der Fall. Die Vitamin-B_{12}-Mangeltheorie beruht auf unwissenschaftlichen Verallgemeinerungen. Es gibt nämlich nicht *die* vegetarische Ernährung, sondern eine Vielzahl unterschiedlicher vegetarischer Ernährungsformen. Mangelerscheinungen, die sich bei Brot- und Puddingvegetariern einstellen, werden bei einer Ernährung mit Früchten, Gemüse, Grünblattsalaten ausbleiben. Krankheiten, die einer fettreichen vegetarischen Ernährung folgen, werden bei fettarmer vegetarischer Ernährung vermieden. Die Tatsache, daß es kranke Vegetarier gibt, daß sich viele Vegetarier falsch ernähren und daß viele gesundheitsschädigende vegetarische Ernährungsrichtlinien propagiert werden, berechtigt nicht zu der Aussage, daß Vegetarismus generell ungesund sei.

Auch Fleischnahrung ist nicht gleich Fleischnahrung. Die Fleischfresser in der Tierwelt brauchen ihre artgemäße Beute samt Blut und inneren Organen, nicht das Fleisch von kranken Masttieren. Sepp Holzer, der „Agrarrebell“ aus den Alpen, versuchte seine gefangenen Luchse mit Hühnerfleisch aus der Massentierhaltung zu füttern. Sie verweigerten wochenlang das Futter und hungerten lieber. Nur gesunde, unter natürlichen Bedingungen gehaltene Hühner haben sie gefressen.[126] Eulen im Zoo können zugrunde gehen, wenn sie mit handelsüblichem Fleisch gefüttert werden, während sie bei Fütterung mit Mäusen gesund bleiben. Eulen sind eben keine Fleischfresser, die mit Metzgereiwaren gefüttert werden können, sondern eher Mäusefresser, die ihre Beute mit Haut und Haaren und all den inneren Organen verschlingen müssen. Und nicht nur bei Eulen bestimmt die richtige Nahrung über Leben und Tod. Scheinbar geringe Abweichungen von der richtigen Ernährung, anscheinend geringfügige Ernährungsfehler können zu Krankheiten führen. Das gleiche gilt auch für die vegetarische Ernährung. Man hüte sich daher vor Verallgemeinerungen.

Im Tierversuch ist es äußerst schwer, einen Vitamin-B_{12}-Mangel künstlich hervorzurufen. Das gelang bei Pavianen nicht einmal mit äußerst einseitiger Fütterung (bei einer Mischung von Kasein, Rohrzucker, Maisöl sowie einer Mineral- und Vitaminmischung, allerdings ohne Vitamin B_{12}). Erst als mit hochtoxischen Antibiotika die Darmflora über einen langen Zeitraum abgetötet und die Darmschleimhaut geschädigt wurde, kam es nach Verbrauch der Reserven in den inneren Organen zu Mangelerscheinungen.[127] Nicht das fehlende Vitamin B_{12} im Futter war das Problem, sondern die Vernichtung der Darmflora und die Schädigung der

Schleimhäute durch Arzneimittel. Nicht vor einer gesunden vegetarischen Ernährung mit Obst und Gemüse ist zu warnen, sondern vor giftigen Substanzen wie Antibiotika, welche die Darmbakterien vernichten und die Magen- und Darmschleimhaut schädigen.

Die amerikanische Ärztin VIRGINIA VETRANO, die jahrzehntelang im Sinne der natürlichen Gesundheitslehre praktizierte, hat sich die Mühe gemacht, Licht in die Vitamin-B_{12}-Kontroverse zu bringen. Sie hat die überall zitierten Forschungsberichte im Original studiert, wonach Vegetarier an Vitamin-B_{12}-Mangel leiden sollen. Sie war verblüfft: in den Berichten war keine Rede davon, kein Anzeichen von Anämie, die Blutwerte und die Membranen der Blutkörperchen waren bei allen Vegetariern normal und keiner hatte eine Hämoglobinkonzentration unterhalb der Normalitätsgrenze. Die männlichen Veganer hatten sogar mehr Hämoglobin als Männer bei der üblichen fleischhaltigen Mischkost. Die Vegetarier waren leistungsfähig und keiner hatte einen Vitamin-B_{12}-Mangel. Kein Vegetarier hatte eine Vitamin-B_{12}-Konzentration im Serum, die auf einen Mangelzustand hingedeutet hätte. Es gab keinerlei Anzeichen von krankhaften Veränderungen im Blutbild. Es wurde sogar festgestellt, daß die Vegetarier gesünder waren als die fleischessenden Vergleichspersonen. VIRGINIA VETRANO schreibt:

> „Es ist erbärmlich und ausgesprochen unehrlich, wenn Zeitungsreporter falsch informieren und die Öffentlichkeit täuschen. Diese Vegetarier erwiesen sich in jeder Hinsicht als gesund, obwohl sie keine Anhänger der natürlichen Gesundheitslehre waren. Es wäre interessant, eine Studie über Vegetarier zu machen, die im Sinne der natürlichen Gesundheitslehre und gänzlich von Rohkost leben.“ [128]

Im Rahmen einer Untersuchung wurden bei stillenden, sich vegetarisch ernährenden Müttern und ihren Säuglingen keinerlei Vitamin-B_{12}-Mangel beobachtet. „Die Behauptung, vegetarische Mütter litten an Vitamin-B_{12}-Mangel, ist Unsinn ... Einige Vegetarier nahmen Ergänzungspräparate ein, die Vitamin B_{12} enthielten, aber ihre Testergebnisse unterschieden sich nicht von jenen, die auf Präparate verzichteten." Trotz derartiger Nachweise schreiben die Forscher in ihrem Abschlußbericht wider aller Vernunft und Logik: „Da es jedoch zu Symptomen eines Vitamin-B_{12}-Mangels kommen kann, sollten Vegetarier ihre Nahrung mit diesem Vitamin ergänzen." Die Forscher trauen ihren eigenen Untersuchungsergebnissen nicht. Wie bedauerlich! Sie könnten von ihren eigenen Forschungen lernen, wenn sie über die Ergebnisse nur gründlich nachdenken würden.[129]

Die Vitamin-B_{12}-Mangelhypothese beruht gemäß der Literaturrecherche Virginia Vetranos nicht auf wissenschaftlichen Forschungen, sondern auf einer falschen, voreingenommenen Interpretation der Forschungsergebnisse.

Thomas Henry Huxley, ein Freund Darwins, schrieb: „Das Tragische an der Wissenschaft ist, die schönste Hypothese wird durch eine einzige häßliche Tatsache zerstört." Auch die schöne Vitamin-B_{12}-Mangelhypothese, in die viele fleischessende Ernährungswissenschaftler verliebt sind, wird durch die häßliche Tatsache zerstört, daß Vegetarier bei natürlicher Ernährung und ansonsten gesunder Lebensweise unter keinem Vitamin-B_{12}-Mangel leiden. Damit fällt die letzte „ernährungswissenschaftliche" Bastion zur Verteidigung des Fleischverzehrs.

Goethe sprach mit Eckermann über Professoren, die überholte Lehren vortragen, obwohl diese längst durch neuere

Forschungsergebnisse widerlegt wurden: „Das ist nicht zu verwundern, solche Leute gehen im Irrtum fort, weil sie ihm ihre Existenz verdanken, sie müßten umlernen, und das wäre eine sehr unangenehme Sache." – Darauf ECKERMANN: „Aber wie können ihre Erkenntnisse die Wahrheit beweisen, da der Grund ihrer Lehre falsch ist?" - Goethe: „Sie beweisen die Wahrheit auch nicht und das ist auch keineswegs ihre Absicht, sondern es liegt ihnen bloß daran, ihre Meinung zu beweisen. Deshalb verbergen sie all solche Experimente, wodurch die Wahrheit an den Tag kommen und die Unhaltbarkeit ihrer Lehre sich darlegen könnte."

GOETHE verlangt:

> „Man muß das Wahre immer wiederholen, weil auch der Irrtum um uns her immer wieder gepredigt wird; und zwar nicht nur von einzelnen, sondern von der Masse. In Zeitungen und Enzyklopädien, auf Schulen und Universitäten - überall ist der Irrtum obenauf! Und es ist ihm wohl und behaglich - im Gefühl der Majorität, die auf seiner Seite ist."

Ernährungsbedingter Vitamin-B_{12}-Mangel

Für den Nachweis eines ernährungsbedingten Vitamin-B_{12}-Mangels müssen fünf Kriterien erfüllt sein:

1. Keine ausreichende oder überhaupt keine Zufuhr von Vitamin B_{12} über die Nahrung.
2. Schlechter Vitamin-B_{12}-Status.
3. Normale Aufnahme von Vitamin B_{12} über den Darm.
4. Sichere Diagnose wenigstens eines Vitamin-B_{12}-Mangelsymptoms.
5. Verschwinden der Mangelsymptome bei einer Ernährung, die genug Vitamin B_{12} enthält.

Erst wenn diese fünf Nachweise geführt worden sind, darf zurecht von einem *ernährungsbedingten* Vitamin-B_{12}-Mangel gesprochen werden.

Der amerikanische Arzt Alan Immerman hat viele medizinische Studien über vermeintlich ernährungsbedingten Vitamin-B_{12}-Mangel gesichtet und ist zu dem Ergebnis gekommen, daß die notwendigen Nachweise in keiner einzigen Untersuchung geführt worden sind. Die Behauptung, vegetarische Ernährung sei mit einem erhöhten Risiko für einen Vitamin-B_{12}-Mangel verbunden, ist nach Immerman unhaltbar und beruht auf unwissenschaftlicher und oberflächlicher Vorgehensweise.[130]

Der Mangel kann allenfalls indirekt durch eine falsche vegetarische Ernährung verursacht worden sein, beispielsweise durch zuviel Fett. Auch können durch eine falsche vegetarische Ernährung die Magen- und Darmschleimhaut geschädigt worden sein. Doch eine fettreiche tierische Ernährung ist hierbei nicht besser.

Bei Anhängern der makrobiotischen Kost (viel gekochter Reis, stark gesalzene Sojaprodukte, wenig gekochtes Gemüse, fast keine Frischkost) ist häufiger ein niedriger Vitamin-B_{12}-Spiegel im Blut festzustellen.[131] Doch unabhängig davon, wie oft es sich dabei um einen wirklichen Mangel handelt, spräche das allenfalls gegen die makrobiotische Ernährung, aber nicht generell gegen die vegetarische.

Bei den Adventisten in den USA, die aus religiösen Gründen tierische Nahrungsmittel ablehnen, wurden in einigen Fällen Vitamin-B_{12}-Mangelsymptome festgestellt. Damit ist aber noch nicht erwiesen, ob es sich hierbei wirklich um ernährungsbedingte Mangelzustände handelt oder ob andere Ursachen vorliegen. Auch ist unklar, ob bei den Adventisten Vitamin-B_{12}-Mangelerkrankungen häufiger vorkommen als bei den übrigen Amerikanern.[132]

Der Vitamin-B_{12}-Schwindel

Die amerikanische Ärztin Dr. Virginia Vetrano hat über den Vitamin-B_{12}-Schwindel geschrieben:

„Die Ärzteschaft schreit Alarm, und wir sind so dumm, darauf hereinzufallen. Ärzte bombardieren uns ständig mit Artikeln, die Vegetariern weismachen sollen, sie müßten tierische Produkte wie Fleisch, Fisch, Eier, Milch oder Käse essen, um ausreichend mit Vitamin B_{12} versorgt zu sein. Sie scheren alle Vegetarier über einen Kamm und machen keinerlei Unterschiede. Wenn es einige kranke Vegetarier gibt, die kein Vitamin B_{12} aufnehmen können, so folgt daraus nicht, daß alle Vegetarier dieses Vitamin nicht aufnehmen können. Die meisten Menschen, die zum Vegetarismus übergingen, waren krank, und ihre Krankheit war der Grund, weshalb sie ihre Ernährung umstellten. Die meisten von ihnen räumen bereitwillig ein, daß sie seit der Umstellung gesünder sind als jemals zuvor in ihrem Leben. Ein oder zwei Vegetarier scheinen aber ein geringes Defizit an Vitamin B_{12} zu haben. Dies bedeutet aber nicht, daß alle Vegetarier dieses Defizit haben oder je haben werden.

„Wenn Wissenschaftler einer Gruppe von Versuchspersonen Normalkost geben und die Vitamin-B_{12}-Menge in deren Organismus bestimmen, daraus den Durchschnitt errechnen und irgendeine Zahl veröffentlichen, so kann man allein daraus nicht schließen, dies sei die Menge an Vitamin B_{12}, die gesund lebende Menschen benötigen. Wie oft hat Dr. Shelton darauf hingewiesen, daß irgendein Durchschnittswert einer Gruppe kranker

Menschen keine Bedeutung hat! Warum sollte uns ein Vitamin-B_{12}-Durchschnittswert einer Gruppe von Leuten erschrecken, die planlos essen und sich täglich mit Tierkadavern vollstopfen? ... Wollen wir uns von jedem daherkommenden Wissenschaftler wie eine Feder im Wind hin und her blasen lassen? Haben wir kein Vertrauen in die Grundsätze der natürlichen Gesundheitslehre? ...“

„Ich habe zahlreiche Menschen mit perniziöser Anämie fasten lassen, und sie erlangten ihre Gesundheit wieder, indem sie sich an der natürlichen Gesundheitslehre orientierten. Ich habe noch nie einen Anhänger der natürlichen Gesundheitslehre gesehen, der perniziöse Anämie hatte. Angeblich nehmen Fleischesser viel Vitamin B_{12} zu sich – warum entwickelt sich dennoch perniziöse Anämie bei ihnen? Sie haben überreichlich Vitamin B_{12} – warum werden sie bei medizinischer Behandlung nicht gesünder? Man gibt ihnen Vitamin-B_{12}-Injektionen, Leberextrakte und Vitaminpillen – warum werden sie nicht geheilt? Ich sage ihnen warum: Einfach deshalb, weil Gesundheit mehr ist als ein Vitamin. Leben und Gesundheit hängen von unzähligen Substanzen und Einflüssen ab. Vollkommene Gesundheit kann man nicht erreichen, indem man nur ein einziges der physiologischen Bedürfnisse des Körpers erfüllt.

„Warum versuchen es die angeblichen Vegetarier, bei denen sich ein Vitamin-B_{12}-Mangel entwickelt hat, nicht mit natürlicher Lebensweise? Warum glauben sie, sie bräuchten Vitamin-B_{12}-Injektionen und müßten Leber essen? Ich ließ einmal eine Frau mit perniziöser Anämie fasten, die monatlich Eisen- und Vitamin-B_{12}-Injektionen bekam. Sie war sehr krank. Beim Fasten erholte sie sich von ihrer Anämie und auch einige andere Krankheiten verschwanden.

„Kranke, denen seit Jahren ohne viel Erfolg Vitamin-B_{12}-Injektionen verabreicht wurden, können fasten und wieder gesund werden. Diese Genesung beweist, daß die Magen- und Darmschleimhäute gesunden können und daß sie möglicherweise nur an einer Gastritis litten, die während des Fastens abheilte.

„Es ist eine Tatsache, daß Anämie-Patienten gesund werden, während sie fasten, und daß sie gesund bleiben, wenn sie weiterhin richtig leben ... Das Blutbild verbessert sich beim Fasten, obwohl kein Vitamin B_{12} von außen zugeführt wird.“ [133]

Unwissenschaftliche Methoden bei der Beurteilung der vegetarischen Ernährung

Allgemein ist es üblich, Krankheiten und Beschwerden von Vegetariern unbesehen auf deren pflanzliche Kost zurückzuführen, ohne jedoch den gleichen Grundsatz auch bei den vielen kranken Fleischessern anzuwenden. Diese voreingenommene und gespaltene Betrachtungsweise ist unredlich. Leider machen zahlreiche fleischessende Ernährungswissenschaftler hierin keine Ausnahme. Sie biegen die Argumente so zurecht, daß ihre Lieblingsspeisen zu einer gesunden Nahrung gehören, während Gegenargumente nicht zur Kenntnis genommen werden.

Vegetarier können krank sein, weil sie einer falschen vegetarischen Kost folgen, und es gibt wohlgemerkt zahlreiche gesundheitsschädigende vegetarische Ernährungsempfehlungen, die mitunter schlimmer sein können als die übliche Mischkost mit Fleisch und anderen tierischen Nahrungsmitteln. Man denke nur an Puddingvegetarier und Pralinenvegetarier, an Makrobioten mit ihrer einseitigen und stark gesalzenen Reiskost, sowie an Brotvegetarier. Andererseits verspricht eine fett- und eiweißarme pflanzliche Frischkost-Ernährung gute Gesundheit. Aber selbst bei Rohkost-Ernährung können schwere Fehler gemacht werden: Karies und Gebißverfall durch das häufige Naschen von Trockenfrüchten, der Gebrauch von Salz, das Essen von rohem Getreide, von zuviel Nüssen und Ölsamen, von zuviel Fett in Form von Avocados, Oliven oder auch kaltgepreßtem Pflanzenöl, Abmagerung infolge zu geringer Kalorienzufuhr.[134]

Krankheiten können neben falscher Ernährung auch andere Ursachen haben. Vegetarier können selbst bei der gesündesten

Ernährung krank werden, wenn sie als Stubenhocker ohne Licht und Sonne und ohne Bewegung dahinvegetieren, wenn sie Funkstrahlung oder Umweltgiften ausgesetzt sind. Krankheitsursachen gibt es neben falscher Ernährung viele.

Außerdem ist zu bedenken, daß sich viele Menschen erst dann einer vegetarischen Ernährung zuwenden, wenn sie bereits sehr krank sind. Es ist aber unredlich, die von ihrer früheren falschen Ernährungsweise mitgeschleppten Krankheiten und Beschwerden der neuen vegetarischen Ernährung anzulasten. Es ist vielmehr erstaunlich, bei wie vielen schweren, teils hoffnungslosen Fällen Heilung durch pflanzliche Frischkost-Ernährung erreicht werden konnte.[135]

Bei der Ernährungsumstellung können viele Probleme auftreten, einfach weil der Körper die Gelegenheit zur Entgiftung nutzt. Doch diese unangenehmen Entgiftungssymptome sind keine Krankheit, sondern Begleiterscheinung der Gesundung und Erholung. Diese Entgiftungssymptome werden der neuen Ernährung angelastet, ohne daß ihr gesundheitlicher Gewinn erkannt wird.

Seltsamerweise rechnen sich viele Menschen zu Vegetariern, auch wenn sie in beträchtlichem Maße tierische Nahrungsmittel essen – Käse, Butter, Quark, Sahne, Joghurt, Milch, und mitunter auch Eier. Doch bis zu welchem Kalorienanteil tierischer Nahrung gelten sie noch als „Vegetarier"? Wenn aber solche „Vegetarier" krank werden, etwa weil sie zu viele Käsebrote gegessen haben, ist natürlich die vegetarische Ernährung schuld.

Untersuchungen über die Früchtekost

Siehe ich habe euch alles Gewächs
auf Erden gegeben,
das Samen trägt, auch alle Bäume,
an welchen Früchte sind, die Samen tragen;
sie sollen euch zur Nahrung dienen.

Bibel, Genesis 1; 29

Professor Meyer von der Universität in Pretoria, Südafrika, wollte 1971 den Beweis erbringen, daß Menschen nicht allein von Früchten leben können. Er wollte die Mangelerscheinungen bei Früchtekost dokumentieren. Die freiwilligen Versuchsteilnehmer durften unter kontrollierten Bedingungen beliebig Früchte ihrer Wahl essen sowie in geringem Umfang auch Nüsse. Das Experiment dauerte sechs Monate, die Kontrollgruppe ernährte sich weiterhin von der üblichen Kost.

Was passierte? Bei den Mitgliedern der Kontrollgruppe gab es nichts zu berichten, außer daß sich bei einigen Teilnehmern der Gesundheitszustand verschlechtert und Krankheiten verschlimmert hatten. Bei der Versuchsgruppe hingegen waren *alle* Erkrankungen verschwunden. Die Versuchsteilnehmer waren vollkommen gesund geworden. Professor Meyer ließ an den Versuchsteilnehmern eine Vielzahl von Untersuchungen durchführen, um versteckte Mangelerscheinungen zu finden. Es wurde nichts gefunden, auch kein Vitamin-B_{12}-Mangel.[136]

Die größte Überraschung war jedoch, daß es die Versuchsteilnehmer ablehnten, ihre Früchtekost nach Beendigung des Experiments aufzugeben. Nichts in der Welt könne sie zu der früheren Zivilisationskost zurückführen. Sie fühlten sich so gut, besser sogar als in ihrer Jugend. Professor Meyer warnte die durch den Selbstversuch nunmehr überzeugten Früchteesser, daß sich vielleicht später ein Mangel entwickeln könne. Aber eine typische Antwort lautete: „Ich fühle mich bestens, so gut wie noch nie in meinem Leben. Zu Hause werde ich Herd und Backofen abschaffen. Früchte sind so köstlich, daß ich sie nicht mehr missen möchte.“ Eine andere Antwort: „Ich lasse mich von meiner neuen Ernährung von niemandem mehr abbringen.“[137]

Jeder kann im Selbstversuch diese Forschungsergebnisse überprüfen. Die Rückkehr zu unserer naturgemäßen Ernährungsweise wird Gesundheit, jugendliche Kraft und Ausdauer sowie Wohlbefinden bringen. Natürlich dürfen darüber nicht die anderen Lebensbedürfnisse vergessen werden. Der Mensch ist nach seiner Natur, seiner Anatomie und Physiologie ein Früchteesser, wenngleich auch Gemüse, Grünblattsalate und Kräuter nicht zu kurz kommen sollten.[138] Denn Gemüse und grüne Blätter, wie auch Gemüsefrüchte (Gurken, Tomaten, Paprika und dergleichen) weisen eine noch höhere Dichte an Vitaminen und Mineralstoffen auf als zuckerhaltige Früchte. Süße Früchte dienen vorzugsweise zur Deckung des Kalorienbedarfs, Gemüse und grüne Blätter hingegen zur Verbesserung der Vitamin- und Mineralstoff-Versorgung.

GANDHI, inspiriert durch die Lektüre von Herbert Sheltons Ernährungsbüchern, sagte ganz im Sinne der natürlichen Gesundheitslehre: „Etwas, das man in seiner ursprünglichen Form nicht essen kann, soll man nicht essen.“

Bevorzugen wir also klugerweise das, was uns im Naturzustand schmeckt. Lassen wir uns aber nicht entmutigen, wenn uns diese Ernährung nicht auf Anhieb gelingt. Es ist bereits ein Gewinn, sich zu einem großen Teil von Obst und Gemüse zu ernähren. Vor allem hüte man sich vor jeglichem Fanatismus und eiferndem Bekehrungswillen, zumal auch bei der Rohkost-Ernährung der Teufel im Detail steckt und viele Fehler begangen werden können. Die systematische wissenschaftliche Erforschung der Rohkost-Ernährung steht noch am Anfang – angesichts der kranken Menschheit sollte die Forschung aber energisch vorangetrieben werden. Die Ernährungswissenschaft ist von höchster Wichtigkeit und muß aus ihrem Schattendasein heraustreten. Grundsätzliche Kenntnisse in Ernährungsfragen sind für jeden Menschen von höchster Bedeutung, weil sich Gesundheit und Leistungskraft, Wohlbefinden und Lebensglück darauf gründen.

In diesem Sinne hat SCHOPENHAUER geschrieben:

> „Neun Zehntel unseres Glückes beruhen allein auf der Gesundheit. Mit ihr wird alles eine Quelle des Genusses: Hingegen ist ohne sie kein äußeres Gut, welcher Art es auch sei, genießbar."

> „Die Gesundheit überwiegt alle äußeren Güter so sehr, daß wahrscheinlich ein gesunder Bettler glücklicher ist als ein kranker König."

Die China-Studie

Die China-Studie, von Professor Colin Campbell aus den USA konzipiert, gilt als die umfangsreichste und aussagekräftigste epidemiologisch-ernährungswissenschaftliche Untersuchung, die jemals durchgeführt wurde. Das eindeutige Ergebnis lautet: die beste Ernährung des Menschen besteht aus fettarmer und eiweißarmer pflanzlicher, möglichst naturbelassener Kost. Eine solche vegetarische Ernährung hilft maßgeblich, die Gesundheit bis ins hohe Alter zu bewahren und bei Krankheit wiederzugewinnen.

In seinem neuesten Buch wertet Colin Campbell zudem seine Kenntnisse eines halben Jahrhunderts wissenschaftlicher Arbeit aus und zitiert Hunderte von Primärquellen aus der Weltliteratur der Ernährungswissenschaften, welche die Ergebnisse der China-Studie bestätigen.[139] Trotz dieser so oft bewiesenen Erkenntnisse wird weiterhin vor einer vegetarischen Ernährung gewarnt und Fleischverzehr empfohlen, sei es aus Unkenntnis und Unwissenheit, aus Ignoranz und Voreingenommenheit, oder um seinen eigenen Fleischverzehr zu rechtfertigen, oder sei es aus Interessenvertretung für die Fleischindustrie, die Molkereiindustrie, die Nahrungsmittelindustrie und nicht zuletzt im Interesse der pharmazeutisch-medizinischen Industrie. Schließlich werden über diese Industrien allein in Deutschland dreistellige Milliardenbeträge umgesetzt. Es wäre für diese Industrien eine Katastrophe, wenn auch nur ein Teil des Volkes sich der vegetarischen Frischkost-Ernährung zuwenden und gesund würde.

Anmerkungen

1 Pacholok/ Stuart: *Could it Be B_{12}?*. S 3. – Judy McBride: *B_{12} deficiency may be more widespread than thought.* www.ars.usda.gov/is/pr/2000/000802.htm – Shahar, Feiglin, Shahar, Levy, Seligsohn: *High prevalence and impact of subnormal serum vitamin B_{12} levels in Israeli elders admitted to a geriatric hospital.* J Nutr Health Aging. 2001;5(2):124-7.

2 Pacholok/ Stuart: *Could it Be B_{12}?* S. 2 ff.

3 Pacholok/ Stuart: *Could it Be B_{12}?* S. 2 ff.

4 Siehe dazu Pacholok/ Stuart: *Could it Be B_{12}?*

5 Für die Strukturaufklärung mittels Röntgenanalyse erhielt Dorothy Hodgkin 1964 den Nobelpreis.

6 Ulmer, Günter: *Das lebenswichtige Vitamin B_{12}.* Waerland-Monatsheft 6/2006.

7 Zitiert nach Fanny: *Vitamin-B_{12}-Deficiency.*

8 Frese, M. u. H.: *Das große Handbuch der vegetarischen Vollwert-Ernährung.*

9 Guyton and Hall: *Textbook of Medical Physiology.* Zitiert nach Fanny: *Vitamin-B_{12}-Deficiency.*

10 Guyton and Hall: *Textbook of Medical Physiology.* Zitiert nach Fanny: *Vitamin-B_{12}-Deficiency.*

11 Guyton and Hall: *Textbook of Medical Physiology.* Zitiert nach Fanny: *Vitamin-B_{12}-Deficiency.*

12 Graham: *The 80/10/10-Diet.* S. 248 ff.

13 Graham: *The 80/10/10-Diet.* – Campbell: *The China-Study.*

14 Heinz: *Handbook of Nutrition*, zitiert nach Vetrano. – *Bundeslebensmittelschlüssel 1990.* – Souci, Fachmann, Kraut: *Lebensmitteltabellen für die Praxis.* 1989.

15 Brigitte Wolf, Harald Balluch: *Vitamin B_{12} in der veganen Ernährung.* www.univie.ac.at/ave/artikel/vitaminb12.htm

16 Zitiert nach Fanny: *Vitamin-B_{12}-Deficiency.*

17 Fanny: *Vitamin-B_{12}-Deficiency.* –
Peavy, Peary: *Super Nutrition Gardening.*

18 Graham: *The 80/10/10-Diet.* S. 246 f. – Watanabe, Katsura, Takenaka, Fujita, Abe, Tamura, Nakatsuka, Nakano: *Pseudo-vitamin B_{12} is the predominant cobamide of an algal health food, spirulina tablets.* – Pratt, Johnson: *Journal of Pharmaceutical Sciences.* – Dorland: *Dorlands Illustrated Medical Dictionary.* – Duke: *Handbook of Biologically Active Biochemicals and Their Activities.* – Yamada, Yamada, Fukuda, Yamada: *Bioavailability of dried asakusanori (prophyratenera) as a source of Cobalamin (vitamin B_{12}).* – Walsh: *What Every Vegan Should Know about Vitamin B_{12}* (www.beyondveg.com).

19 Fanny: *Vitamin-B_{12}-Deficiency.*

20 Vetrano: *Normale Quellen für Vitamin B_{12}.*

21 Elmadfa, Fritzsche, Cremer: *Die große GU-Vitamin- und Mineralstofftabelle.*

22 Bässler u.a.: *Vitamin-Lexikon.*

23 Bässler u.a.: *Vitamin-Lexikon.* S. 106.

24 Shuleff: *Vegetarian Times.*
Zitiert nach Bruker: *Vitamin B_{12} ist lebensnotwendig.*

25 Zitiert nach Fanny: *Vitamin-B_{12}-Deficiency.*

26 Hur: *Ausreichende Vitamin-B_{12}-Versorgung.*

27 Pacholok/ Stuart: *Could it Be B_{12}?*

28 Pacholok/ Stuart: *Could it Be B_{12}?* S. 26.

29 Teunisse, S., Bollen, A E, Van Gool, W A., Walstra, GM: Dementia and subnormal levels of vitamin B_{12}: effects of replacement therapy on dementia. *Jounal of Neurology* (1996), 243 (7): 522-529. Zitiert nach Pacholok/ Stuart: *Could it Be B_{12}?* S. 30 und 32 ff. – Andreas Wawrzinek, *Archives of Neurology, New Scientist.* Italienische Mediziner haben den Zusammenhang zwischen Homocystein, Folsäure und Vitamin B_{12} bei Menschen

mit Alzheimer und Demenz näher untersucht. Sie kamen zu dem Ergebnis, daß Alzheimer mit einem erhöhten Homocysteinspiegel verbunden sein kann. Das heißt aber nicht, daß ein erhöhter Homocysteinspiegel zur Alzheimer-Demenz führt. (MALAGUARNERA, M. et al. (2004). Homocysteine, vitamin B12 and folate in vascular dementia in Alzheimer disease. *Clinical Chemistry and Laboratory Medicine*, 42, 1032-1035.)

30 MARC GOODMANN: *Clinical Pearls News* (1997) 7 (10): 132-134. Zitiert nach PACHOLOK/ STUART: *Could it Be B_{12}?* S. 30.

31 BERNSTEIN, LESLIE: Vital signs: Dementia without a cause. *Discover*, February 2000, 21 (2): 31-32.
Zitiert nach PACHOLOK/ STUART: Could it Be B_{12}? S. 30 f.

32 HECTOR, M., BURTON, J.: What are the psychiatric manifestations of vitamin $B_{.12}$ deficiency? *Journal of the American Geriatrics Society* (1988), 36: 1105-1112. Zitiert nach PACHOLOK/ STUART: *Could it Be B_{12}?* S. 31.

33 REID, S.D.: Pseudodementia in a twenty-one-year old with bipolar disorder and vitamin B_{12} and folate deficiency. *West Indian Medical Journal* (2000), 49 (4): 347-348. Zitiert nach PACHOLOK/ STUART: *Could it Be B_{12}?* S. 31.

34 PENNINX, B.W. et al: Vitamin B_{12} deficiency and depression in physically disabled older woman: Epidemiologic evidence from the Women's Health and Aging Study. *American Journal of Psychiatry* 2000, 157 (5) 715-721. Zitiert nach PACHOLOK/ STUART: *Could it Be B_{12}?* S. 60.

35 TIEMEIER, H., VAN TUJIL, H.R., HOFMAN, A., MEIJER, J., KILIAAN, A.J. AND BRETELER, M.M.: Vitamin B_{12}, Folate, and Homocysteine in Depression. The Rotterdam Study. *American Journal of Psychiatry* 2002, 159 (12) 2099-2101. Zitiert nach PACHOLOK/ STUART: *Could it Be B_{12}?* S. 60 f.

36 VERBANCK, P., LEBON, O.: Changing psychiatric symptoms in a patient with vitamin B_{12} deficiency. *Journal of Clinical Psychiatry* 1991, 52 (4): 182-183. Zitiert nach PACHOLOK/ STUART: *Could it Be B_{12}?* S. 60.

37 Masalha, R., Chudakov, B., Muhamad, M., Rudoy, I., Volkov, I., Wirguin, I.: Cobalamin-responsive psychosis as the sole manifestation of vitamin B_{12} deficiency. *Israeli Medical Association Journal* 2001, 3:701-703. Zitiert nach Pacholok/ Stuart: *Could it Be* B_{12}*?* S. 61 f.

38 Murray Rothbard: *Eine neue Freiheit.* Berlin 1999. *Das libertäre Manifest*. Berlin 1999. S. 96 ff.

39 Zitiert nach Rothbard: *Eine neue Freiheit.* a.a.O.

40 Siehe dazu Thomas Szasz: *Law, Liberty and Psychiatry*. New York 1963. – Maggie Scarf: Dr. Thomas Szasz … *New York Times Magazine*. 3. Oktober 1971. – Zitiert nach Rothbard: *Eine neue Freiheit.* S. 96 ff.

41 Siehe zusammenfassend Wolfgang Maes: *Streß durch Strom und Strahlung*. – Hans-Christoph Scheiner, Ana Scheiner: *Mobilfunk – die verkaufte Gesundheit*.

42 Pacholok/ Stuart: *Could it Be* B_{12}*?* S. 47.

43 Heath, Thomas: Pernicious anemia: One man's journey through the baffling world of medical diagnosis. *Washington Post*, 22.2.2000, S. 12. Zitiert nach Pacholok/ Stuart: *Could it Be* B_{12}*?* S. 41 f.

44 Wilhelm, H., Grodd, W., Schiefer, U., Zrenner, E.: Uncommon chiasmal lesions: demyelinating disease, vasculitis and cobalamin deficiency. *German Journal of Ophthalmology* 1993, 2: 234-240. – Pacholok/ Stuart: *Could it Be* B_{12}*?* S. 41 f.

45 Pacholok/ Stuart: *Could it Be* B_{12}*?* S. 42 f.

46 Pacholok/ Stuart: *Could it Be* B_{12}*?* S. 49 f.

47 Pacholok/ Stuart: *Could it Be* B_{12}*?* S. 37.

48 McDougall: *Folic Acid Supplements are a Health Hazard.* www.drmcdougall.com/misc/2005nl/oct/051000folic.htm

49 Pacholok/ Stuart: *Could it Be* B_{12}*?* S. 138.

50 Bennett, M.: Vitamin B_{12} deficiency, infertilitiy and recurrent fetal loss. *Journal of Reproductive Medicine* 2001, 46 (3): 209-212. Zitiert nach Pacholok/ Stuart: *Could it Be* B_{12}*?* S. 139.

51 MENACHEM, Y., COHEN, A.M., MITTELMAN, M.: Cobalamin deficiency and infertility. *American Journal of Hematology* 1994, 46 (2): 152. Zitiert nach PACHOLOK/ STUART: *Could it Be B_{12}?* S. 139.

52 RAZIEL, A., KORNBERG,, Y., FRIEDLER, S., SCHLACHTER, M., SELA, B.A., RON-EL, R.: Hypercoagulable thrombophilic defects und hyperhomocysteinemia in patients with recurrent pregnancy loss. *American Journal of Reproductive Immunology* 2001, 45 (2): 65-71. Zitiert nach PACHOLOK/ STUART: *Could it Be B_{12}?* S. 141.

53 PACHOLOK/ STUART: *Could it Be B_{12}?* S. 92 ff.

54 Zitiert nach BRUKER: *Vitamin B_{12} ist lebensnotwendig.*

55 Zu den Gefahren der Impfungen: ENGELBRECHT, KÖHNLEIN: *Virus-Wahn.* – BUCHWALD: *Impfen.* – PETEK-DIMMER: *Kritische Analyse der Impfproblematik.* – DELARUE: *Impfungen, der unglaubliche Irrtum.* – SCHEIBNER: *Impfungen, Immunschwäche und Plötzlicher Kindstod.*

56 Abnorm vergrößerte Megalozyten (eine Bezeichnung für übermäßig große Erythrozyten, rote Blutkörperchen). Von Megalozyten wird gesprochen, wenn die Erythozyten übermäßig vergrößert sind und einen Durchmesser von über 8 µm haben. Im Blutbild zeigt sich eine makrocytäre Anämie mit Thrombocytopenie, Neutropenie und hypersegmentierten Thrombocyten.

57 BÄCHLI/ FEHR: Diagnose eines Vitamin-B_{12}-Mangels: nur scheinbar ein Kinderspiel. *Schweiz Med Wochenschr* 1999; 129: 861—72.

58 VETRANO: *Der Vitamin-B_{12}-Schwindel.* S. 72 ff.

59 Gemäß des Bundeslebensmittelschlüssels.

60 BRATER, POLLAK: *Gesundheitslexikon.*

61 MARTINETZ: *Gifte in unserer Welt.* S. 30.

62 WANDMAKER: Der B_{12}-Schwindel. *Natürlich Leben* 4/1997. Der Verfasser läßt es offen, ob dieselbe Analysemethode angewendet worden ist.

63 PACHOLOK/ STUART: *Could it Be B_{12}?* S. 10.

64 www.b12.com/umma.htm – Matchar DB, Feussner JR, Millington DS, et al. Isotope dilution assay for urinary methylmalonic acid in the diagnosis of vitamin B12 deficiency. – Matchar DB, McCrory DC, Millington DS, Feussner JR: Performance of the serum cobalamin assay for diagnosis of cobalamin deficiency. *Am J Med Sci* 1994; 308: 276-283. – Cooper BA, Fehedy V, Blanshay P.: Recognition of deficiency of vitamin B12 using measurement of serum concentration. *J Lab Clin Med* 1986; 107:447-452.

65 www.b12.com/umma.htm – Pennypacker LC, Allen RH, Kelly JP, et al. High prevalence of cobalamin deficiency in elderly outpatients. *JAGS* 1992; 40: 1197-1204.

Falsch negative Ergebnisse beim Vitamin-B_{12}-Serumtest (ausreichend hohe oder gar erhöhte Vitamin-B_{12}-Werte bei einem tatsächlichen Mangel) können folgende Gründe haben: Lebererkrankungen (Hepatitis, Leberzirrhose infolge Alkoholismus), Mangel an Transcobalamin II, Fehlbesiedlung des Darmes mit Mikroorganismen, verschiedene Medikamente, Lymphome.

Falsch positive Ergebnisse beim Vitamin-B_{12}-Serumtest (niedrige Vitamin-B_{12}-Werte ohne einen Mangel) können zurückgeführt werden auf: Mangel an Folsäure, Mangel an Transcobalamin I, Megadosen von künstlich hergestelltem Vitamin C, oder auf ein multiples Myelom. Siehe Pacholok/ Stuart: *Could it Be B_{12}?* S. 166.

66 Eberhard, Arnold: *Holo TC (Holotranscobalamin) und Methylmalonsäure: Neue Marker für das metabolisch verfügbare, aktive Vitamin B_{12}.* www.labormeddortmund.com/de/uploads/allgemein/holo2.pdf

67 Pacholok/ Stuart: *Could it Be B_{12}?* S. 43.

68 Eberhard, Arnold: *Holo TC (Holotranscobalamin) und Methylmalonsäure: Neue Marker für das metabolisch verfügbare, aktive Vitamin B_{12}.*

Brigitte Wolf, Harald Balluch: *Vitamin B_{12} in der veganen Ernährung.* www.univie.ac.at/ave/artikel/vitaminb12.htm

69 Eberhard, Arnold: *Holo TC (Holotranscobalamin) und Methylmalonsäure: Neue Marker für das metabolisch verfügbare, aktive Vitamin B_{12}.* www.labormeddortmund.com/de/uploads/allgemein/holo2.pdf

70 Pacholok/ Stuart: *Could it Be B_{12}?* – www.b12.com

71 Pacholok/ Stuart: *Could it Be B_{12}?* S. 10.

Norman EJ. Urinary methylmalonic acid/creatinine ratio: A gold standard test for tissue vitamin B12 deficiency. *JAGS* (letter) 1999; (47)9: 1158.

Norman EJ. Gas chromatography mass spectrometry screening of urinary methylmalonic acid: early detection of vitamin B12 (cobalamin) deficiency to prevent permanent neurologic disability. *GC/MS News* 1984; 12: 120-9.

Norman EJ, Morrison JA. Screening elderly populations for cobalamin (vitamin B12) deficiency using the urinary methylmalonic acid assay by gas chromatography mass spectrometry. *Am J Med* 1993; 94: 589-594. –

Zitiert nach Eric Norman (www.b12.com).

72 Pacholok/ Stuart: *Could it Be B_{12}?* S. 166.

73 Pacholok/ Stuart: *Could it Be B_{12}?* S. 11.

74 Eberhard, Arnold: *Holo TC (Holotranscobalamin) und Methylmalonsäure: Neue Marker für das metabolisch verfügbare, aktive Vitamin B_{12}.* www.labormeddortmund.com/de/uploads/allgemein/holo2.pdf

75 Pacholok/ Stuart: *Could it Be B_{12}?* S. 11.

76 Pacholok/ Stuart: *Could it Be B_{12}?* S. 11.
Die wissenschaftliche Literatur hierzu ist unter www.b12.com/umma.htm aufgeführt.

77 Ellis, Montegriffo: Veganism, Clinical Findings and Investigations. *American Journal of Clinical Nutrition*, Vol 23, 249-255. – West, Ellis: The electroencephalogram in veganism, vegetarianism, vitamin B12 deficiency, and in controls. *J Neurol Neurosurg Psychiatry*. 1966 Oct; 29(5):391-7. – Hardinge, Stare: Nutrinional Studies of Vegetarians. American Journal of

Clinical Nutrition, Vol 2, 73-82. – Zitiert nach Vetrano: *Veganer leiden nicht an Vitamin-B_{12}-Mangel.* – Siehe auch Graham: *The 80/10/10-Diet*. S. 246 ff.

78 Weber/ Meller: *Gastro-Intestinal-Schillingtest*. 2003.

79 Bächli/ Fehr: Diagnose eines Vitamin-B_{12}-Mangels: nur scheinbar ein Kinderspiel. *Schweiz Med Wochenschr* 1999; 129: 861-72. – Siehe auch www.b12.com/umma.htm.

80 Pacholok/ Stuart: *Could it Be B_{12}?* S 3. – Judy McBride: *B_{12} deficiency may be more widespread than thought*. www.ars.usda.gov/is/pr/2000/000802.htm – Shahar, Feiglin, Shahar, Levy, Seligsohn: High prevalence and impact of subnormal serum vitamin B12 levels in Israeli elders admitted to a geriatric hospital. *J Nutr Health Aging*. 2001;5(2):124-7.

81 Stabler SP.: Screening the older population for cobalamin (vitamin B12) deficiency. *JAGS* 1995; 43:1290-1297. Zitiert nach Eric Norman (www.b12.com).

82 Krasinski SD, Russell RM, Samloff IM, et al. Fundic atrophic gastritis in an elderly population. *JAGS* 1986; 34: 800-806. Zitiert nach Eric Norman (www.b12.com).

83 Bächli/ Fehr: Diagnose eines Vitamin-B_{12}-Mangels: nur scheinbar ein Kinderspiel. *Schweiz Med Wochenschr* 1999; 129: 861—72.

84 Pacholok/ Stuart: *Could it Be B_{12}?* S. 169 ff.

85 Pacholok/ Stuart: *Could it Be B_{12}?* S. 170.

86 Pacholok/ Stuart: *Could it Be B_{12}?* S. 170.

87 Pacholok/ Stuart: *Could it Be B_{12}?* S. 169 f.

88 Pacholok/ Stuart: *Could it Be B_{12}?* S. 172.

89 Pacholok/ Stuart: *Could it Be B_{12}?* S. 172 ff.

90 Sharabi A., Cohen E., Sulkes J., Garty M.: *Replacement therapy for vitamin B12 deficiency: Comparison between the sublingual and oral route.* Recanati Center for Medicine and Research and Clinical Pharmacology Unit, Sackler Faculty of Medicine, Tel Aviv University, Tel Aviv, Israel.

91 Pacholok/ Stuart: *Could it Be B_{12}?* S. 169 f.

92 Pacholok/ Stuart: *Could it Be B_{12}?* S. 172.

93 Pacholok/ Stuart: *Could it Be B_{12}?* S. 153.

94 Asselt DZB van, Groot LCPGM de, Staveren WA van, et al. Role of cobalamin intake and atrophic gastritis in mild cobalamin deficiency in older Dutch subjects. *Am J Clin Nutr* 1998;68: 328-34. Zitiert nach Eric Norman (www.b12.com).

95 Stabler SP, Allen RH, Fried LP, Pahor M, Kittner SJ, Penninx BWJH and Guralnik JM. Racial differences in prevalence of cobalamin and folate deficiencies in disabled elderly women. *Am J Clin Nutr* 1999; 70:911-19.
Zitiert nach Eric Norman (www.b12.com).

96 Kondo H, Binder MJ, Kolhouse JF, Smythe WR, Podell ER, and Allen RH. Presence of and formation of CBL analogues in multivitamin-mineral pills. *J Clin Invest*; 1982: 70: 889-98. Zitiert nach Eric Norman (www.b12.com).

97 Reiter/ Robinson: *Melatonin*. S. 265. – Zur Bedeutung des Melatonins siehe auch Klein: *Sonnenlicht – das größte Gesundheitsgeheimnis*.

98 Pacholok/ Stuart: *Could it Be B_{12}?* S. 5.

99 Pacholok/ Stuart: *Could it Be B_{12}?* S. 22 f., 145 ff., 197.
Die Aufnahme von Vitamin B_{12} wird beeinträchtigt unter anderem durch die Arzneimittel Cholestyramine (Cholybar®, Questran®); Cimetidine (Tagamet®); Clofibrate (Atromid-S®); Colchicine (ColBenemid®); Methotrexate (Amethopterin®, Folex®, Methotrate®, Mexate®, Rheumatrex®), Methyldopa (Aldomet®); Neomycin (Ak-Spore® H.C., Bacticort®, Cobiron®, Cortisporin Ophthalmic Suspension, Cortomycin®, Hydromycin®, I-Neocort®, Minims®, Neo-Cortef®, Neosporin®, Ocutricin® HC, Triple-Gen®, LazerSporin-C®, Octiair®, Ortega Otic-M®, Otocort®, Otoreid-HC®, Pediotic®, Terramycin®); Omeprazole (Losec®, Prilosec®); Orale Verhütungsmittel (Brevicon®, Demulen®, Enovid®, Genora®, Levlen®, Loestrin®,

Micronor®, Modicon®, Nordette®, Norinyl®, Ortho-Novum®, Ovcon®, Ovral®, Ovrette®, Triphasil®, etc.); Phenobarbital (Donnatal®, Solfoton®); Ranitidine (Zantac®, Zantac 75®); Tetracyclines (Achromycin®, Sumycin®, Tetra-C®, Tetracyn®, Tetralyn®, Tetram®, Tropicycline®); Valproic Acid (Depakene®); Zidovudine (Synonyme: AZT, Azidothymidine/ Retrovir®).

http://home.caregroup.org/clinical/altmed/interactions/Nutrients/Vitamin_B12.htm (2007)

100 Siehe hierzu die Literatur der natürlichen Gesundheitslehre, etwa die Bücher von HERBERT SHELTON, VIRGINIA VETRANO, TERRENCE FRY. Interessant ist auch die Lektüre von SKRABANEK/ McCORMICK: *Torheiten und Trugschlüsse in der Medizin.*

101 Zitiert nach SIDHWA: *The Quintessence of Natural Living.*

102 HILLMAN, R.S.: Vitamin B_{12}, Folic Acid and the Treatment of Megaloblastic Anemias. In: GOODMAN and GILMANS: *The Pharmaceutical Basis of Therapeutics.* 1980, 1331-1346.

103 SEITZ, LIEBER, SIMANOWSKI (Hrsg.): *Handbuch Alkohol. Alkoholismus und Organschäden.* S. 334.

104 HUR: *Ausreichende Vitamin-B_{12}-Versorgung.*

105 MARIEB, HOEHN: *Human Anatomy and Physiology.* Zitiert nach FANNY: *Vitamin-B_{12}-Deficiency.*

106 Zur Schädlichkeit und Minderwertigkeit von Getreideprodukten siehe unter anderem die Bücher von SHELTON, FRY und VETRANO. Siehe auch KLEIN: *Osteoporose – die folgenschweren Irrtümer der Osteoporose-Medizin.* – CORDAIN: *Das Getreide – zweischneidiges Schwert der Menschheit.* –
WANDMAKER: *Willst du gesund sein, vergiß den Kochtopf.* –
WANDMAKER: *Rohkost statt Feuerkost.* –
LUTZ: *Leben ohne Brot verhilft zu besserer Gesundheit.* –
WORM: *Syndrom X oder ein Mammut auf den Teller. Mit Steinzeitdiät aus der Wohlstandsfalle.*

107 HERBERT, V.: Nutritional Requirements for Vitamin B_{12} and Folic Acid. *Am J Clin Nutr* 21/7 (1968), 743-752. Zitiert nach BÄSSLER, u.a.: *Vitamin-Lexikon.* S. 109 f.

108 Howell: *Enzyme nutrition.* –
Howell: *Food Enzymes for Health and Longevity.*

109 Immerman: *Vitamin B_{12} in der Nahrung.*

110 Zur schleichenden Quecksilbervergiftung durch Amalgam-Füllungen siehe Klein: *Energieverlust und Krankheit durch Zahnherde*, sowie die dort angeführte Literatur.

111 Pacholok/ Stuart: *Could it Be B_{12}?* S. 6.

112 Engelbrecht, Köhnlein: *Virus-Wahn.* –
Buchwald: *Impfen.* – Petek-Dimmer: *Kritische Analyse der Impfproblematik.* – Delarue: *Impfungen, der unglaubliche Irrtum.* – Scheibner: *Impfungen, Immunschwäche und Plötzlicher Kindstod.*

113 Pacholok/ Stuart: *Could it Be B_{12}?* S. 128 f.

114 Marié, Rose-Marie, Le Biez, Eric, Busson, Philippe, Schaeffer, Stéphane, Boiteau, Lydia, Dupuy, Benoit, Viader, Fausto: Nitrous oxide anesthesia-associated myelopathy. *Archives of Neurology* (March 2000), 57:380-382. Zitiert nach Pacholok/ Stuart: *Could it Be B_{12}?* S. 129.

115 Schilling, Robert: Is nitrous oxide a dangerous anesthetic for vitamin B_{12} deficiency subjects? *Journal of the American Medical Asociation* March 28, 1986, 255: 1605-1606. Zitiert nach Pacholok/ Stuart: *Could it Be B_{12}?* S. 132.

116 Hadzic, A., Glab, K., Sanborn, K., Thys, D.: Severe neurologic deficit after nitrous oxide anesthesia. *Anesthesiology* 1995, 83: 863-866. Zitiert nach Pacholok/ Stuart: *Could it Be B_{12}?* S. 132.

117 Filippo, Teresa, Holder, Walter: Neurologic degeneration assiociated with nitrous oxide anesthesia in patients with vitamin B_{12} deficiency. *Archives of Surgery*, December 1993, 128: 1391-1395. Zitiert nach Pacholok/ Stuart: *Could it Be B_{12}?* S. 133.

118 Hur: *Ausreichende Vitamin-B_{12}-Versorgung.*

119 Immerman: *Vitamin B_{12} in der Nahrung.*

120 Vetrano: *Normale Quellen für Vitamin B_{12}.*

121 Immerman: *Vitamin B_{12} in der Nahrung.* Siehe Endnote 99.

122 Bächli/ Fehr: Diagnose eines Vitamin-B_{12}-Mangels: nur scheinbar ein Kinderspiel. *Schweiz Med Wochenschr* 1999; 129: 861-72.

123 Bächli/ Fehr: Diagnose eines Vitamin-B_{12}-Mangels: nur scheinbar ein Kinderspiel. *Schweiz Med Wochenschr* 1999; 129: 861-72. – Fuchs/ Fuchs: *Vitaminbomben*. S. 70 f.

124 Sommer; Ammann: *Die großen Menschenaffen.*

125 Bircher: *Geheimarchiv der Ernährungslehre*. S. 44 ff. – Oomen, H.: *Ecology of Human Nutrion in New Guinea. Evaluation of Subsistence Patterns*, in: *Ecology in Food and Nutrition*. 1971. – Hipsley, E. and Clements, F.: *Report of the New Guinea Nutrition Expedition 1947*. Sydney 1950.

126 Sepp Holzer bei einer Führung auf seinem Permakultur-Grundstück. www.krameterhof.at

127 Vetrano: *Normale Quellen für Vitamin B_{12}.*

128 Vetrano: *Veganer leiden nicht an Vitamin-B_{12}-Mangel.*

129 Vetrano: *Veganer leiden nicht an Vitamin-B_{12}-Mangel.*

130 Immerman: *Vitamin B_{12} in der Nahrung.*

131 Shelton: *Fasting Can Save Your Live*, S. 95, Tampa 1996, sowie die dort zitierte Literatur von John Tilden.

132 Wörner, J.: Hypochrome Anämie. *Therapiewoche* 38 (1988), 355-361. Zitiert nach Bässler, u.a.: *Vitamin-Lexikon*. S. 111.

133 Vetrano: *Der Vitamin-B_{12}-Schwindel.*

134 Graham: *The 80/10/10-Diet.*

135 Zur Heilung mittels pflanzlicher Rohkost siehe die umfassende Literaturübersicht bei Semler: *Rohkost*.

136 An dieser Stelle mag der Einwand vorgebracht werden, daß die Entwicklung eines Vitamin-B_{12}-Mangels viele Jahre dauert und sechs Monate Versuchsdauer zu kurz sind. Das ist richtig. Deshalb sollte diese Untersuchung über eine mehrjährige Versuchsdauer wiederholt und dabei der Vitamin-B_{12}-Status aller Teilnehmer mittels HoloTC- sowie MMA-Test überwacht werden.

137 Meyer, B. *South Africa Medical Journal.* 20. Februar 1971. Siehe auch T.C. Fry: *How to Determine Your Natural Dietetic*

Character. – JIM SLOMAN: Are we Fruit Eaters? *Natural Living*, 17/2005. S. 16.

138 Siehe die Arbeiten von ALAN WALKER, John Hopkins Universität, Maryland. – GRAHAM: *The 80/10/10-Diet*. – T.C. FRY: *How to Determine Your Natural Dietetic Character*.

139 CAMPBELL/ CAMPBELL: *The China-Study*.

Verzeichnis der Tabellen und Übersichten

Literaturverzeichnis

BÄCHLI/ FEHR: Diagnose eines Vitamin-B_{12}-Mangels: nur scheinbar ein Kinderspiel. *Schweiz Med Wochenschr* 1999; 129: 861—72.

BÄSSLER, KARL-HEINZ/ GRÜHN, EBERHARD/ LOEW, DIETER/ PIETRZIK, KLAUS: *Vitamin-Lexikon*. Stuttgart, Jena, New York 1992.

BIRCHER, RALPH: *Fleisch und Anämie*, Wendepunkt 1972/10.

BIRCHER, RALPH: *Fundgrube zu Gesundheitsfragen.* Bad Homburg 1980.

BIRCHER, RALPH: *Sturmfeste Gesundheit. 20 Jahre länger jung.* Bad Homburg 1980.

BIRCHER, RALPH: *Geheimarchiv der Ernährungslehre.* Bad Homburg 1980.

BIRCHER, RALPH: *Hunsa. Das Volk das keine Krankheiten kannte.* Bad Homburg 1980.

BIRCHER, RALPH: *Höchstleistungskost für Sport, Berg, Eis, Wüste, Dschungel.* Bad Homburg 1980.

BRUKER, MAX OTTO: *Vitamin B_{12} ist lebensnotwendig.* Schriftenreihe des Vegetarier-Bundes.

BUCHWALD, GERHARD: *Impfen – Das Geschäft mit der Angst.* München 2000.

BUCHWALD, GERHARD: *Der Rückgang der Schwindsucht trotz „Schutz"-Impfung.* München 2002.

BURGER, GUY-CLAUDE: *Die Rohkosttherapie.* 8. Aufl. München 1993.

BURGERSTEIN, LOTHAR: *Handbuch Nährstoffe.* Heidelberg 2002.

Campbell, Colin/ Campbell, Thomas: *The China-Study. Startling Implications for Diet, Weight Loss and Long-term Health.* Dallas 2006.
Cinque, Ralph: *Nie mehr krank durch neue Lebensgewohnheiten.* Ritterhude 1994.
Cordain, Loren: *Das Getreide – zweischneidiges Schwert der Menschheit.* Arnsberg 2004.
Daunderer, Max: *Autoimmungifte, Psychogifte, Giftherde.* Ecomed-Verlag, Landsberg 1997.
Daunderer, Max: *Gifte im Alltag.* München 1999.
Daunderer, Max: *Handbuch der Amalgam-Vergiftung.* Landsberg 1996.
Daunderer, Max: *Klinische Toxikologie in der Zahnheilkunde.* Landsberg 1995.
Daunderer, Max: *Umweltgifte. Diagnostik und Therapie. Kompendium der Klinischen Toxikologie.* Landsberg 1995.
Delarue, F. und S.: *Impfungen, der unglaubliche Irrtum.* München 1993.
Dorland: *Dorlands Illustrated Medical Dictionary.* 30th Edition. 2003.
Dorschner, Friedrich: *Milch – Quelle der Gesundheit oder Krankheit?* 4. Auflage. Ritterhude 1994.
Dorschner, Friedrich: *Lebenskraft durch Fleisch? Ein Märchen!* 2. Auflage. Ritterhude 1992.
Duke, J.: *Handbook of Biologically Active Biochemicals and Their Activities.* 1992.
Elmadfa/ Fritzsche/ Cremer: *Die große GU-Vitamin- und Mineralstofftabelle.* München 1996.
Engelbrecht, Torsten/ Köhnlein, Claus: *Virus-Wahn. Vogelgrippe (H5N1), SARS, BSE, Hepatitis C, AIDS: Wie die Medizin-Industrie ständig Seuchen erfindet und auf Kosten der Allgemeinheit Milliarden-Profite macht.* 3. Aufl. Lahnstein 2006.
Fanny, Paul: *Vitamin-B_{12}-Deficiency. Living Nutrition.* Vol. 19/2007.

FRY, TERRENCE: *How to Determine Your Natural Dietetic Character*. Sebastopol 2001.

FRY, TERRENCE: *The Incredible Diet*. Sebastopol 2001.

FRY, TERRENCE/ CINQUE, RALPH: *The Great Fruitarian Debate*. Sebastopol 2001.

FUCHS, URSEL/ FUCHS, RICHARD: *Vitaminbomben. Nahrungsergänzung, Functional Food. Versprechungen, Risiken, Nebenwirkungen*. Lahnstein 2006.

GRAHAM, DOUGLAS: *The high energy diet. Recipe Guide*. Marathon, Florida 1996.

GRAHAM, DOUGLAS: *Nutrition and Athletic Performance*. Marathon, Florida 1999.

GRAHAM, DOUGLAS: *Grain Damage. Rethinking the high starch diet*. Marathon, Florida 1998.

GRAHAM, DOUGLAS: *The 80/10/10-Diet*. Key Largo, Florida 2006.

GUYTON/ HALL: *Textbook of Medical Physiology*. 11th Edition, 2005.

HALLER, ALBERT VON: *Gefährdete Menschheit. Ursache und Verhütung der Degeneration*. 8. Aufl. Stuttgart 1994.

HALLER, ALBERT VON: *Macht und Geheimnis der Nahrung*. 4. Aufl. Weilrod 1995.

HARDING, M. G./ CROOKS, H.: *Non-flesh dietaries adequate and inadequate*. J. Am. Diet. Ass. 1964, 537 n. Plant Foods f. H. N. 1969.

HENNIG, ERHARD: *Geheimnisse der fruchtbaren Böden. Die Humuswirtschaft als Bewahrerin unserer natürlichen Lebensgrundlage*. 4. Aufl., Xanten 2002.

HÖPPL, KARL ALBRECHT: *Erfreuliches über Vitamin B_{12}*. Der Vegetarier 3/1980, S. 52.

HONIBALL, ESSIE: *I live on fruit (And nothing else)*. 4. Aufl. Pretoria, Südafrika 1998.

HORNE, ROSS: *Improving on Pritikin – You can do better!* Avalon Beach 1988.

HORNE, ROSS: *Cancerproof your Body*. Sydney 1996.

Horne, Ross: *Health & Survival in the 21st Century.* Sydney 1997.

Howell, Edward: *Enzyme nutrition.* Wayne, New Jersey 1985.

Howell, Edward: *Food Enzymes for Health and Longevity.* Forsyth 1994.

Hur, Robin: *Ausreichende Vitamin-B_{12}-Versorgung.* Lebenskunde-Studienbrief Nr. 32. Ritterhude 1991.

Hutchings, I. J.: *Nutritional Observatory 10* : 45, 1949 in Turrell: *Diseases of the Colon and Anorectum*, S.92, 1959.

Immerman, Alan: *Vitamin B_{12} in der Nahrung.* Lebenskunde Studienbrief Nr. 9. Die Rolle der Vitamine in der Ernährung des Menschen. Ritterhude 1990.

Kaplan, Helmut: *Leichenschmaus.* Reinbek 1993

Kaplan, Helmut (Hrsg.): *Warum ich Vegetarier bin. Prominente erzählen.* Reinbek 1995.

Kenton, Leslie/ Kenton, Susannah: *Kraftquelle Rohkost.* München 1993.

Kime, Zane: *Sonnenlicht und Gesundheit.* 3. Auflage Ritterhude 1995.

Klein, Thomas: *Energieverlust und Krankheit durch Zahnherde.* 3. Auflage Dresden 2007.

Klein, Thomas: *Sonnenlicht – das größte Gesundheitsgeheimnis. Sonnenmangel und seine schwerwiegenden Folgen.* Dresden 2007.

Klein, Thomas: *Osteoporose – die folgenschweren Irrtümer der Osteoporose-Medizin.* Dresden 2006.

Klein, Thomas: *Rückenschmerzen und Bandscheibenschäden.* Dresden 2006.

Konz, Franz: *Der große Gesundheits-Konz.* München 1998.

Krok, Morris: *Golden Path to Rejuvenation.* 2. Aufl. Fremont 1986.

Krok, Morris: *Fruit the food and medicine for man.* 3. Aufl. Westville, Südafrika. 1984.

Long, A./ Wokes, F.: *Vitamins and minerals in plants*; in Plant Foods für Human Nutrition, Bd. 1, 05/1968.

Lutz, Wolfgang: *Leben ohne Brot verhilft zu besserer Gesundheit.* 12. Aufl. Gräfelfing 1992.

Maid-Kohnert, Udo (Hrsg.): *Lexikon der Ernährung.* Heidelberg 2002.

Marieb, E, Hoehn, K: *Human Anatomy and Physiology.* 2006.

Martinetz, Dieter: *Gifte in unserer Welt.* Köln 1982.

Pacholok, Sally/ Stuart, Jeffrey: *Could it Be* B_{12}*? An Epidemic of Misdiagnoses.* Sanger 2005.

Peavy, W, Peary, W: *Super Nutrition Gardening*, 1993.

Pratt R., Johnson, E.: *Journal of Pharmaceutical Sciences.* 1968.

Reichholf, Josef: *Der unersetzbare Dschungel. Leben, Gefährdung und Rettung des tropischen Regenwaldes.* München 1991.

Reichholf, Josef: *Der Tanz um das goldene Kalb. Der Ökokolonialismus Europas.* Berlin 2006.

Robbins, John: *Ernährung für ein neues Jahrtausend.* Waldfeucht 1996

Scheibner, Viera: *Impfungen, Immunschwäche und Plötzlicher Kindstod.* München 2000.

Seitz, Helmut/ Lieber, Charles/ Simanowski, Ulrich: *Handbuch Alkohol. Alkoholismus und Organschäden.* 2. Aufl. Heidelberg 2000.

Semler, Edmund: *Rohkost. Historische, therapeutische und theoretische Aspekte einer alternativen Ernährungsform.* Gießen 2006.

Shelton, Herbert M.: *The Science and Fine Art of Natural Hygiene.* The Hygienic System: Vol. I. 3. Aufl. Tampa 1994.

Shelton, Herbert M.: *The Science and Fine Art of Food and Nutrition.* The Hygienic System: Vol. II. 7. Aufl. Tampa 1996.

Shelton, Herbert M.: *The Science and Fine Art of Fasting.* The Hygienic System: Vol. III. 5. Aufl. Tampa 1993.

SHELTON, HERBERT M.: *Natural Hygiene. The Pristine Way of Life.* 2. Aufl. Tampa 1994.
SHELTON, HERBERT M.: *Fasting can save your life.* 11. Aufl. Tampa 1996.
SHELTON, HERBERT M.: *Fasten kann ihr Leben retten.* Ritterhude 1993.
SHELTON, HERBERT M.: *Fasting. For Renewal of Life.* 3. Aufl. Tampa 1995.
SHELTON, HERBERT M.: *Health. For the millions.* 3. Aufl. Tampa 1996.
SHURLEFF: *Vegetarian Times* Mai/Juni 1979, New York, S. 36 ff.
SIDHWA, KEKI: *The Quintessence of Natural Living.* 1994.
SKRABANEK, PETR/ MCCORMICK, JAMES: *Torheiten und Trugschlüsse in der Medizin.* 4. Aufl. Mainz 1995.
SMITH, C/ MARKS, A/ LIEBERMAN, M.: *Marks' Basic Medical Biochemistry.* Second Edition, Lippincott 2005.
SOMMER, VOLKER/ AMMANN, KARL: *Die großen Menschenaffen.* München 1998.
STEINFELD/ GERBER/ WASSENAAR/ CASTEL/ ROSALES/ DE HAAN: *Livestock's long shadow. Environmental issues and options.* 2006.
TILDEN, JOHN: *Mit Toxämie fangen alle Krankheiten an. Die Lehre von der Toxämie. Heilung ohne Medikamente.* 6. Aufl. Ritterhude 1994.
VETRANO, VIRGINIA: *Errors in Hygiene?* Barksdale 1999.
VETRANO, VIRGINIA: *Der Vitamin-B_{12}-Schwindel.* Lebenskunde-Studienbrief Nr. 32. Ritterhude 1991.
VETRANO, VIRGINIA: *Veganer leiden nicht an Vitamin-B_{12}-Mangel.* Lebenskunde-Studienbrief Nr. 32. Ritterhude 1991.
VETRANO, VIRGINIA: *Normale Quellen für Vitamin B_{12}.* Lebenskunde-Studienbrief Nr. 32. Ritterhude 1991.
WALKER, NORMAN W.: *Frische Frucht- und Gemüsesäfte.* 4. Aufl. Ritterhude 1994.

Walker, Norman W.: *Auch sie können wieder jünger werden.* München 1993.
Walker, Norman W.: *Täglich frische Salate erhalten ihre Gesundheit.* München 1993.
Wandmaker, Helmut: *Willst du gesund sein, vergiß den Kochtopf.* München 1992.
Wandmaker, Helmut: *Rohkost statt Feuerkost.* München 1996.
Worm, Nicolai: Synd*rom X oder ein Mammut auf den Teller. Mit Steinzeitdiät aus der Wohlstandsfalle.* 4. Aufl. Lünen 2002.

Weitere Literaturquellen sind in den Anmerkungen aufgeführt.

Bezugsquelle für Methylcobalamin

Methylcobalamin-Ampullen
Produktname: Methycobal ®
Importpräparat aus Japan, Hersteller: Firma EISAI
500 µg Methylcobalamin (Vitamin B_{12}) pro Ampulle
1 Originalverpackung enthält 10 Ampullen

Wegen des Importes nur auf ärztliche Verschreibung erhältlich. Bezug über importierende Apotheken (z. B. Klösterl-Apotheke, siehe unten).

Methylcobalamin-Tropfen
Produktname: Methycobal ®
Rezepturanfertigung in Apotheken
Packungsgrößen: 10, 20, 50 und 100 ml in Pipettenflaschen
5 Tropfen Lösung enthalten ca. 1000 µg Methylcobalamin

Bezug über rezepturerfahrene Apotheken (z. B. Klösterl-Apotheke). Rezeptpflichtig.

Die Tropfen werden unter die Zunge geträufelt und gut über die Mundschleimhaut aufgenommen.

Klösterl-Apotheke
80337 München, Waltherstraße 32 a
Tel: 089 / 54 34 32 11
Fax: 089 / 54 34 32 77
www.kloesterl-apotheke.de

Über den Verfasser

Thomas Klein ist ein Sohn der Stadt Dresden und dort im Jahre 1964 geboren.

Von 1986 bis 1991 Maschinenbau-Studium an der TU Dresden, danach Berufstätigkeit als Diplom-Ingenieur. Außerdem Studium der Nationalökonomie sowie der natürlichen Gesundheitslehre. Seit 2004 tätig als Verleger und Sachbuchautor zur Verbreitung der natürlichen Gesundheitslehre.

Bisher vom Verfasser erschienene Bücher:

- Energieverlust und Krankheit durch Zahnherde
- Osteoporose – die folgenschweren Irrtümer der Osteoporose-Medizin
- Sonnenlicht – das größte Gesundheitsgeheimnis
- Rückenschmerzen, Bandscheibenschäden, Gelenkerkrankungen

Aktuelle Angaben unter www.hygeia.de.

Dank

Für die kritische Durchsicht und Korrekturarbeit danke ich Martin Johannes, Stefan Klein, Prof. Dr. Wolfgang Klein, Manuela Krecek, Bärbel und Dr. Georg Meinecke, Marc Nagatz, Dr. Anne Pichler, Annelie Renner, Rena Scheibner, Ingrid Sonntag, Dr. Barbara Stephan und Volkmar Stephani.

Dresden, November 2007
Thomas Klein

Sachwortverzeichnis

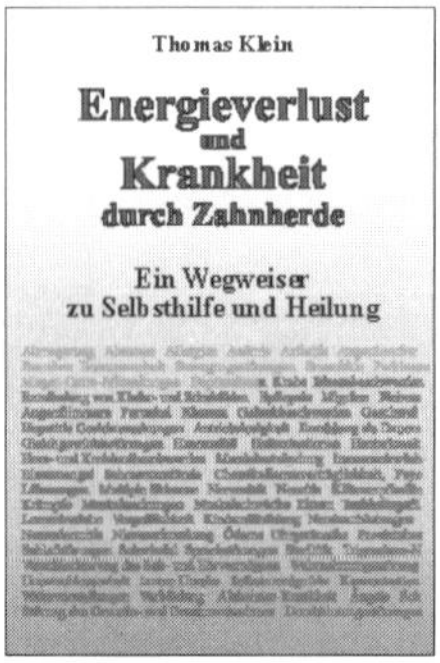

THOMAS KLEIN

Energieverlust und Krankheit durch Zahnherde

Ein Wegweiser zu Selbsthilfe und Heilung

Taschenbuch: 304 Seiten
dritte erweiterte Auflage
zahlreiche Übersichten und Abbildungen

Gift im Mund! Toxische Dentalmaterialien und Fäulnisgifte in wurzelbehandelten, toten Zähnen können zu schweren Krankheiten führen, zu Antriebsschwäche, chronischer Erschöpfung und Ermattung, zu Konzentrationsstörungen, Vergeßlichkeit und Gedächtnisschwund, zu Depressionen und Persönlichkeitsveränderung, zu Blasen- und Nierenerkrankungen, Krämpfen, Prostatabeschwerden, zu Herz- und Kreislauferkrankungen, Immunschwäche, Arthritis, Rheuma, Krebs, Parkinson-Krankheit, Alzheimer-Demenz.

Das weithin unbekannte und hochbrisante Wissen hierüber ist in diesem Buch leicht verständlich zusammengefaßt und gründet sich auf umfassende Recherchen der medizinischen und toxikologischen Fachliteratur. Das Buch ist eine Hilfe für alle, die nach vergeblicher Ursachensuche und erfolglosen Behandlungen wieder gesund werden und gesund bleiben wollen.

Auch Zahnimplantate bergen Risiken, über die man sich rechtzeitig informieren sollte. Zahnimplantate können zur Ursache schwerer Erkrankung werden, auch mit bleibenden Schäden.

Lesen Sie dieses Buch, bevor Sie sich teure Zahnimplantate einsetzen oder das Gebiß sanieren lassen!

Gesundheit erflehen sich die Menschen von den Göttern.
Daß es in ihrer Macht liegt, sie zu bewahren,
daran denken sie nicht. DEMOKRIT

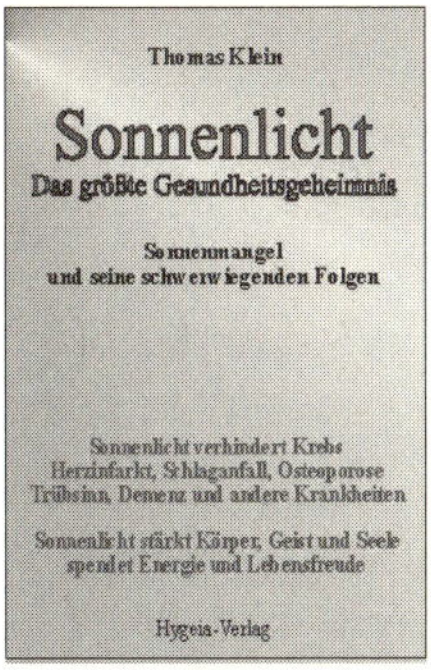

THOMAS KLEIN

Sonnenlicht –
das größte Gesundheitsgeheimnis

Sonnenmangel
und seine schwerwiegenden Folgen

Taschenbuch: 360 Seiten
zahlreiche Übersichten und Abbildungen
ISBN 978-3-939865-02-5

Sonnenlicht ist eines unserer wichtigsten Lebensbedürfnisse und durch nichts zu ersetzen. Sonnenlicht schenkt Schönheit und Gesundheit, Muskelkraft und Ausdauer sowie Tatkraft, Lebensfreude und geistige Frische. Sonnenlicht trägt maßgeblich zur Verhütung zahlreicher Erkrankungen bei, wie Krebs, Arteriosklerose, Osteoporose, Rachitis, Trübsinn, Demenz. Viele vermeintlich unheilbar kranke Menschen könnten mit Hilfe der Sonne wieder gesund werden. Sonnenmangel und falsche Beleuchtung hingegen untergraben die Gesundheit.

Die Behauptung, Sonnenstrahlung verursache Hautkrebs, ist falsch – ein Mythos, von der Antisonnenlobby in die Welt gesetzt, um mit der Angst Geschäfte zu machen. Regelmäßige und wohldosierte Sonnenbäder erhöhen nicht das Hautkrebsrisiko, die wahren Ursachen liegen woanders.

Dieses Sachbuch faßt das beeindruckende, vielfach noch unbekannte Wissen über die gesundheitsfördernden Wirkungen des Sonnenlichtes zusammen.

Wasser wirkt Wunder, Luft vermag noch mehr,
am wirksamsten aber ist das Licht.

ARNOLD RICKLI

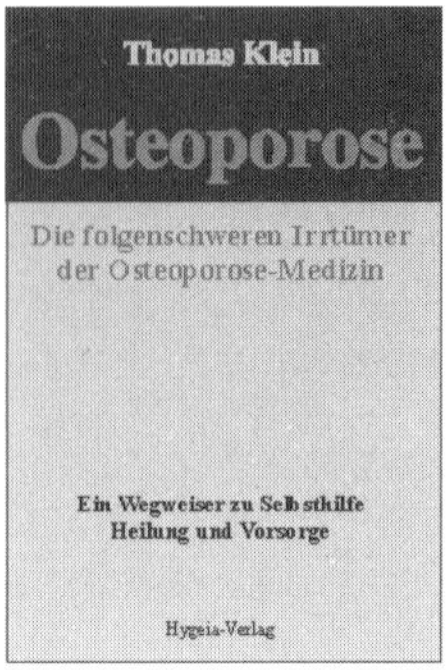

THOMAS KLEIN

Osteoporose –
die folgenschweren Irrtümer der Osteoporose-Medizin

Ein Wegweiser zu Selbsthilfe, Heilung und Vorsorge

Taschenbuch: 240 Seiten
zahlreiche Übersichten und Tabellen

ISBN 978-3-939865-03-2

Osteoporose ist eine gefährliche Volkskrankheit. Sie bereitet über Jahre weder Schmerzen noch Beschwerden, und wird deshalb meist unterschätzt. Unbemerkt schwindet die Knochenmasse und die Knochenstruktur löst sich auf. Die Gefahr eines verhängnisvollen Knochenbruches nimmt zu. Nicht nur alte Frauen sind betroffen, sondern zunehmend auch Männer und junge Menschen.

Osteoporose läßt sich jedoch auf einfache Weise vermeiden. Dieses Sachbuch vermittelt das Wissen für feste Knochen in der Jugend und im Alter. Das Buch gründet sich auf umfassende Recherchen der Fachliteratur. Es warnt vor schädlichen Arzneimitteln, den trügerischen Versprechen der Osteoporose-Medizin sowie vor populären, aber falschen Ernährungsempfehlungen.

Gesundheit beginnt im Kopf.

SENECA

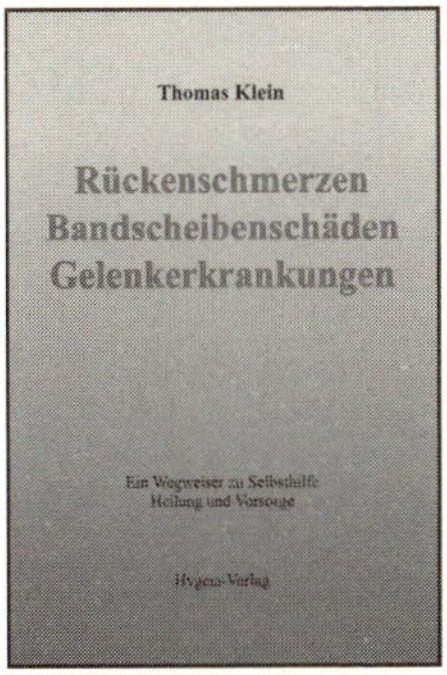

Thomas Klein

Rückenschmerzen
Bandscheibenschäden
Gelenkerkrankungen

Ein Wegweiser zu Selbsthilfe,
Heilung und Vorsorge

Taschenbuch: 248 Seiten
ISBN 978-3-939865-07-0

Die Schädigung der Bandscheiben kann über viele Jahre vollkommen schmerzlos und ohne Warnung verlaufen. Schließlich kann sich unerwartet ein Bandscheibenvorfall ereignen, ausgelöst durch eine harmlose Bewegung. Die Rückenmarksnerven werden schmerzhaft gedrückt, und unter ungünstigen Umständen sogar abgequetscht mit der Folge einer Querschnittslähmung.

Doch Bandscheibenschäden sind kein Schicksal. Quälende Rückenschmerzen und Bandscheibenvorfall lassen sich vermeiden. Die Bandscheiben können sich auf natürlichem Wege regenerieren. Eine Operation hingegen bringt nur selten wirkliche Besserung, und die Wirbelsäulen-Chirurgie ist auch heute noch eine riskante Angelegenheit.

Auch die Gelenkknorpel können über viele Jahre unbemerkt geschädigt werden. Wenn sich die ersten Gelenkschmerzen melden, ist es schon ziemlich spät, aber oftmals noch nicht zu spät, um mit richtiger Ernährung sowie belastungsfreier Bewegung eine Regeneration der Knorpel bewirken zu können.

Niemand wird Krankheiten heilen können,
der nicht die wirklichen Ursachen kennt.

Aurelius Cornelius Celsius